IL METODO PILATES

Modella, Rinforza e Snellisci il tuo Corpo con la Tecnica di Allenamento più Popolare

Caroline Roux

Isabelle Richard

Copyright

Copyright di Caroline Roux , Isabelle Richard
Tutti i diritti riservati.

L'uso di questo documento è soggetto ai seguenti termini e condizioni: l'acquisto e l'utilizzo del documento comporta l'accettazione di tutti i termini, condizioni e avvertenze, senza eccezione.

Non è consentito modificare, copiare, riutilizzare, distribuire, trasmettere, replicare, concedere in licenza, creare opere derivate, cedere o vendere, o comunque utilizzare per qualsiasi fine commerciale le informazioni contenute in questo testo, fatto salvo quanto previsto dalle Condizioni Generali o dalle leggi previste in materia.

La limitazione presente comporta, tra l'altro, il divieto di duplicare sul proprio sito web le pagine di questo documento o comunque di ricreare delle pagine che possano indurre in inganno l'utente.

Questo libro è orientato a fornire informazioni che l'autore ritiene accurate sull'argomento trattato, ma è commercializzato con la consapevolezza che l'autore non è un medico e che gli esercizi e le metodologie utilizzate all'interno del libro non vanno a sostituire nessun tipo di terapia o a curare disturbi.

Disclaimer

L'autore dichiara ogni responsabilità in caso di danno di qualsiasi natura o all'uso scorretto di questo libro.

Tutti i marchi e i marchi contenuti all'interno di questo libro sono solo a scopo di chiarimento e sono di proprietà dei proprietari stessi, non affiliati al presente documento.

INDICE

STORIA 6
INTRODUZIONE AL PILATES 13
   Chi può praticare Pilates? 14
   Hai bisogno di attrezzature speciali? 16
   COSA DEVI SAPERE PRIMA DI PRENDERE
   LEZIONI DI PILATES 21
COMPRENDERE IL POSIZIONAMENTO DEL
CORPO PER UN MIGLIORE ESERCIZIO FISICO .. 26
MOVIMENTI DI BASE DEL METODO PILATES 46
   PRINCIPI DI PILATES 49
ESERCIZI DI RISCALDAMENTO E
DEFATICAMENTO 57
PROGRAMMA INTRODUTTIVO 69
FOCUS: I cento Pilates 95
FOCUS: Il " roll-up" 102
FOCUS: Allungare la colonna vertebrale 109
ESERCIZI DI RAFFORZAMENTO AGGIUNTIVI ... 116
CONCLUSIONE 127

STORIA

Joseph Hubertus Pilates, i primi anni

Joseph Hubertus Pilates ha iniziato il suo lavoro come promotore e istruttore di "Cultura Sana", una tendenza generale che incoraggia l'educazione fisica attraverso il fitness, le prestazioni atletiche e la disciplina mentale.

La dichiarazione di questi principi è stata adottata e approvata dall'American Bar Association Committee e dalla comunità degli editori e delle organizzazioni.

Il Pilates è stato concepito a Mönchengladbach, in Germania, il 9 dicembre 1883. Joseph si avventurò in Inghilterra nel 1913 per cercare lavoro come bazar tumbler. Quando scoppiò la prima guerra mondiale nell'estate del 1914, Pilates e i membri del suo circolo furono considerati invasori ostili e relegati sull'Isola di Man, al largo della costa occidentale dell'Inghilterra. Egli è uno dei bodybuilder che gestiscono il programma di formazione regolare del campo per gli oltre 24.000 detenuti che vi risiedono. Durante questo periodo, egli ha consolidato le sue idee sul fitness e ha maturato esperienza come allenatore.

Dopo la guerra, all'inizio del 1919, Pilates fu rimpatriato in Germania. Ad Amburgo e Berlino, consolidò e perfezionò il concetto di fitness e intraprese numerose discussioni in merito con la classe medica/scientifica.

Il pensiero di Pilates fu influenzato dalla frequentazione dei soldati feriti durante la guerra, dall'interesse del padre per la salute e l'esercizio fisico e dal periodo culturale del dopoguerra in Germania, in cui fiorirono la tecnologia, la scrittura, la cultura e le arti. I trattamenti olistici europei come l'idroterapia, la terapia dei punti di attivazione (trigger point), il concetto di salute mentale (mindfulness) ispirarono la formazione di Pilates, così come lo yoga e la danza moderna. Pilates sviluppò uno strumento che estendeva i dispositivi temporali standard, in grado di affrontare sia la disabilità fisica e la malattia che lo stato del tempo. Alla fine, il dispositivo concettuale di Pilates divenne il "Fundamental Reformer".

Anni 1920

Pilates ha lavorato come allenatore a Berlino con il famoso esperto di boxe Arthur Buelow. Nel 1924, Nat Fleisher, un autore americano, venne in Germania alla ricerca di nuovi talenti nel campo della boxe per scriverne nel suo influente giornale "Ring". Quest'ultimo chiese a Pilates di inviargli un'e-mail nel caso in cui veda qualcuno di molto promettente e molto qualificato. Un anno dopo, Fleisher tornò in Germania su invito di Pilates e Buelow per assistere al combattimento di Max Schmeling. Avevano trovato qualcuno e Schmeling divenne campione del mondo dei pesi massimi nel 1930.

Pilates viene invitato a unirsi alla polizia militare tedesca, ma scopre che il governo sta in realtà cercando di ripristinare l'esercito. Contrario alla possibilità di una nuova guerra, Pilates emigrò in America nell'aprile del 1926. Suo fratello Fred, che risiedeva già a St. Louis, nel Missouri, lo aiutò ad apportare alcune modifiche alla sua struttura originale, tra cui l'abbassamento del telaio a livello del suolo e la rimozione dell'impilamento iniziale dei pesi con molle elicoidali. Pilates introdusse anche cinture in pelle che potevano essere utilizzate per imitare i movimenti di canottaggio, un'attività comune all'epoca. Egli ideò una vasta gamma di movimenti innovativi da eseguire sull'attrezzatura che ha chiamato "Universal Reformer", ha ribattezzato il suo metodo "Terapia correttiva" e in seguito lo ha chiamato "Contrology".

Non si sa quando Pilates ha incontrato Anna Clara Zeuner, un'insegnante di scuola materna. Clara è diventata una partecipante importante nella divulgazione e nell'insegnamento del suo approccio, nonché nella gestione dell'azienda dello studio di formazione. Si dedica all'insegnamento del suo mestiere ed è considerata da molti un'istruttrice brillante e persino più esperta di Pilates stesso.

Joseph inserì per la prima volta il suo Pilates Universal Gymnasium nell'elenco telefonico di New York City nell'autunno del 1929, lo stesso anno in cui fece domanda per la cittadinanza statunitense.

Gli anni 1930-50

Alla fine del 1930, New York City divenne una "Mecca" per gli artisti. A quel tempo, Pilates ha guadagnato moltissima reputazione per la sua capacità di "guarire" le lesioni articolari degli artisti. Molti musicisti e danzatori, tra cui luminari come George Balanchine, Martha Graham e Hanya Holm, lavorarono con Joseph per migliorare la loro postura, rinforzare i loro muscoli indolenziti e la flessibilità articolare.

Due importanti artisti contemporanei, Ruth St. Dennis e Ted Shawn, erano tra coloro che frequentavano il Pilates Centre. Shawn aiutò Pilates a creare un programma di preparazione al campo di trasferimento nelle montagne del Berkshire, Jacob's Pillow, dove Pilates diede lezioni tra il 1942 e il 1947. Fu in questo periodo che nacquero le attività portanti e maggiormente conosciute del marchio Pilates.

Pilates presentò per la prima volta le sue teorie nel suo libro del 1934, Your Wellbeing. Il suo secondo romanzo, "Return to Existence By Contrology 2" pubblicato nel 1945, descrive in modo più dettagliato la sua fiducia nel benessere assoluto. Sostenne con forza che se i suoi principi fossero stati ampiamente implementati e insegnati nelle scuole americane, tutti gli aspetti della vita – da quelli umani a quelli sociali – sarebbero stati rafforzati. Sognava che un percorso completo e strutturato verso il dominio fisico e mentale avrebbe portato le persone a un più alto grado di coscienza morale, che avrebbe avuto un effetto significativo sul pianeta riducendo al minimo la miseria umana e riducendo la necessità di cliniche, ospedali, strutture psichiatriche e persino prigioni.

La "Contrology" ha svolto un ruolo centrale nella formazione e nella riabilitazione di molti artisti. Un certo numero di ballerini erano studenti della prima ondata di Pilates (studenti allenati da Pilates stesso). Questi includono Carola Trier, Eve Gentry, Ron Fletcher, Kathleen Stanford

Grant, Bruce King e Lolita San Miguel. In cambio di corsi di formazione, alcuni aspiranti allenatori di Pilates lavoravano nella clinica. Tra gli insegnanti del primo secolo c'erano Hannah Sakmirda, Jerome Andrews, Bob Seed, Naja Cory e Mary Bowen. Molti clienti di Pilates erano anche autori, come Robert Fitzgerald e Jay Grimes. Le loro nipoti, Mary Pilates e Irene Zeuner Zelonka, furono le più strette studentesse e assistenti di Pilates. Romana Kryzanowska, una ballerina adolescente di George Balanchine, si allenò con Joseph e Clara dal 1941 al 1944, quando si sposò e si trasferì in Perù. Al ritorno dal Perù, nel 1959, Kryzanowska divenne assistente della scuola.

Pilates ha continuato a sviluppare attrezzature per il fitness, introducendo una serie di sedie e letti correttivi, ma ha ricevuto relativamente poche licenze per le sue innovazioni. Nonostante la sua invenzione più comune, il Riformatore Universale, ai suoi vari gradi di progresso si aggiunsero il Trapeze Table, la Wanda Chair, il Magic Circle, il Foot Corrector, il Ped-O-Pull, l'imbracatura per la testa, i correttori per le dita dei piedi e delle mani, il correttore per la colonna vertebrale e tutta una serie di attrezzature che usò per migliorare e rinforzare gli erettori spinali al fine avere quanto più controllo possibile sulla Respirazione. Artigiani, artisti e personalità mondane erano energici seguaci del Pilates, che si assicuravano che uno stile di vita più vantaggioso e la pratica atletica fornissero una solida base per lo sviluppo fisico.

Pilates ha lavorato instancabilmente, condividendo le sue teorie sul corpo, la sicurezza e il benessere. Nel corso della sua carriera, è stato citato su riviste, giornali e in televisione, ma il suo lavoro è rimasto confinato a un gruppo elitario di fedeli seguaci.

Il suo buon amico, il dottor Henry Jordan, capo dell'ortopedia al Lenox Hill Hospital, era un forte sostenitore del metodo. Il dottor Jordan indirizzò altre persone a Pilates, tra cui Carola Trier, che Pilates aveva preso sotto sua custodia e scuola di pensiero. Alcuni degli alunni del Dr. Jordan divennero anche rinomati ortopedici e continuarono a indirizzare i loro pazienti a Pilates, Carola e alcuni degli insegnanti più giovani.

Nel 1950, Pilates intensificò i suoi sforzi per ottenere l'accettazione per la sua pratica nei sistemi medici ed educativi, un compito che si rivelò in gran parte infruttuoso. Pilates era scioccato da quella che vedeva come una rigida interpretazione della salute normale da parte della comunità medica, una visione ristretta della medicina preventiva e uno scarso livello di esercizio fisico. Dopo il 1959, le condizioni della struttura dello studio si deteriorarono, la zona divenne più pericolosa e la società dello studio declinò.

Negli anni 1960-80

Nonostante la mancanza di riconoscimento da parte della rete clinica, il metodo fiorì gradualmente in una serie di associazioni di Manhattan, tra cui la New York University, l'Harlem Dance Theater, la 92nd Street Y e il Katherine Dunham Institute. Già a metà degli anni '60, i coreografi di danza moderna incorporavano i movimenti del Pilates Mat nei loro riscaldamenti. In effetti, il sistema Pilates ha iniziato a diffondersi oltre New York. Anche Jerome Andrews si stabilì in Francia, Eve Gentry nel New Mexico e Ron Fletcher in California. La prima generazione di fedeli di Pilates continuò a praticare tale scuola di pensiero e si iniziò a presentare tale teoria e metodi a un numero sempre più crescente di studenti e istruttori.

Dopo una lunga carriera di successo, Joseph Pilates morì nell'ottobre del 1967 all'età di 83 anni. Clara continuò a educare e gestire lo studio fino alle sue dimissioni nel 1970. Il lavoratore, avvocato e amico John Steel ha creato società in accomandita semplice per aiutare Clara, prima nella gestione della società dello studio e poi, dopo il suo pensionamento, per introdurre gli investitori a gestire lo studio. A quel tempo, Romana Kryzanowska accettò di assumere la gestione dello studio. Intorno al 1972, l'azienda si trasferì dalla sua sede originale, 939 Eighth Avenue, al 29 West 56th Street a New York City. Dopo il trasferimento, la situazione dell'azienda migliorò. Kryzanowska diventa partner al 50% del primo Pilates Center, Inc. Clara morì nel 1976.

Nel 1980, gli insegnanti di seconda generazione hanno ampliato la loro pratica in tutto il paese e hanno cominciato ad emergere programmi formali di formazione degli insegnanti. Il Pilates Center, Inc. ha lottato finanziariamente ed è stato acquistato due volte a metà degli anni 1980 da studenti impegnati a garantire il futuro dell'istituzione. Tra il 1984 e il 1986, l'edificio era conosciuto come Isotoner Fitness Center. In seguito è stato venduto alla società Healite. Dopo che Healite dichiarò bancarotta nel 1989, la società chiuse inaspettatamente. Clienti e studenti si trasferirono quindi nella scuola, che in seguito divenne nota come Drago's. Pilates Studio continua ad operare da questo sito fino ad oggi.

Accettazione medica e appeal più ampio

Il Dr. James Garrick, capo dell'ortopedia presso il St. Francis Hospital di San Francisco, in California, ha istituito uno dei principali centri di trattamento del movimento nel 1983. Riconoscendo l'importanza della preparazione del Pilates, Garrick si rivolse a Fletcher per aiutare a creare il primo programma di Pilates in collaborazione con i restauratori del metodo. Allo stesso tempo, rinomati chirurghi ortopedici di New York hanno iniziato a raccomandare l'allenamento Pilates ai loro pazienti dopo la riabilitazione.

Nel 1995, l'interesse dei media per il Pilates, gli esercizi sociali, i programmi del centro benessere incentrati sul corpo e sulla mente e l'entusiasmo della comunità medica hanno iniziato a spingere ulteriormente il processo. Il termine "Pilates" appare ora nel dizionario di Webster, che è un altro indicatore della grande popolarità del metodo.

La sperimentazione del marchio Pilates, avvenuta nell'ottobre 2000, ha segnato un'importante svolta nell'immagine pubblica del sistema. In quel caso, il tribunale ha vietato l'uso del termine "Pilates" come marchio. La corte ha stabilito che "Pilates" era un termine generico per una forma di esercizio; L'espressione era diventata comunemente associata a questo specifico tipo di esercizio, usando uno strumento speciale, un regime di esercizi e una pedagogia che non potevano essere rivendicati o nominati con nessun altro nome.

La nuova era del Pilates

In seguito alla decisione del marchio, la crescente curiosità per gli esercizi mente-corpo e le scelte di fitness intelligenti alla fine hanno catapultato il sogno di Joseph Piates in un fenomeno globale, letteralmente noto come "Il Metodo Pilates". Studi e centri benessere, programmi di formazione per istruttori, sponsorizzazioni di celebrità e diffusa attenzione dei media ora spesso pubblicizzano i benefici dello studio del Pilates.

La conoscenza intuitiva del corpo e l'architettura rivoluzionaria delle attrezzature di Joseph Pilates fanno parte di una visione più ampia del modello comune, basato sul lavoro quotidiano consapevole a favore della salute generale. A livello fisico, l'uso dell'approccio contribuisce al cambiamento fisico, ampliando le opportunità di lavoro e di gioco. Migliora il benessere sociale e la capacità di gestire tensioni e conflitti a un livello psicologico più profondo. I benefici di una pratica consapevole e regolare del sistema Pilates sono l'autoguarigione e, in definitiva, lo sviluppo del carattere.

Il sogno del Pilates rimane una forza potente quasi 50 anni dopo la sua morte. Il suo messaggio è importante oggi come lo era nel 1940. Ora che la sua pratica viene insegnata nei paesi di tutto il mondo e raggiunge milioni di studenti, la visione di Joseph Piates si sta realizzando.

INTRODUZIONE AL PILATES

Hai mai pensato di provare il Pilates, ma non eri sicuro di cosa fosse e se ti si addice? Continua a leggere per trovare le risposte ad alcune delle domande più importanti che hai sul Pilates. I nostri esperti di fitness cercheranno di aiutarti a capire cos'è il Pilates, quali sono le sue origini e quali benefici per la salute può portare questo esercizio.

Cos'è il Pilates ?

Pilates è una forma di esercizio che mira a rafforzare il corpo concentrandosi sulla forza centrale addominale. Ha lo scopo di migliorare la salute fisica e il benessere generale.

Rispetto allo yoga, il Pilates enfatizza il movimento, la coordinazione e la resistenza. Grazie al metodo Pilates, il rischio di danni è significativamente inferiore rispetto al caso di molti tipi di esercizi più faticosi.

Il Pilates riflette spesso sul rapporto tra mente e corpo. Durante le varie sessioni di allenamento, il subconscio deve essere costantemente consapevole dei movimenti e dell'evoluzione del corpo.

Questo tipo di esercizio è stato creato da Joseph Pilates in Germania, dove era falegname e ginnasta. Pilates è stato concepito come una strategia di riabilitazione per artisti disabili e guerrieri che vivono nel Regno Unito. Joseph Pilates ha riconosciuto che il benessere fisico e psicologico sono strettamente collegati. Nel 1920, si trasferì negli Stati Uniti e fondò una comunità di Pilates a New York City. Inizialmente, questo tipo di attività era chiamato Contrology.

Chi può praticare Pilates?

Poiché il Pilates può essere adattato per includere un piano di allenamento della forza o un allenamento impegnativo, la maggior parte delle persone non avrà problemi con questo tipo di esercizio. È adatto sia ai principianti che alle persone che si esercitano quotidianamente.

Quando sei un principiante, puoi iniziare con semplici mosse e poi, una volta imparate, puoi concentrarti su passaggi più complessi. Se sei nuovo al metodo Pilates, è consigliabile prendere lezioni di Pilates o chiamare un insegnante privato. In questo modo, il trainer si assicurerà che tu esegua correttamente gli esercizi per evitare lesioni.

Si consiglia di verificare con il proprio medico se non si è in grado di poter praticare tale metodologia di allenamento.

Se soffri delle seguenti condizioni, Pilates potrebbe non essere raccomandato:

- Pressione sanguigna instabile.
- Ernia del Disco.
- Osteoporosi estrema.
- Rischio di coaguli di sangue.

Quali sono i benefici per la salute del Pilates ?

Quando parliamo di Pilates, stiamo parlando dei suoi benefici per la salute. Poiché il Pilates si concentra sull'energia di base, sull'equilibrio e sulla versatilità, i benefici per la salute sono:

- **Postura sana** - Il Pilates dovrebbe aiutarti a raggiungere e mantenere una postura corretta nel lungo periodo. Gli esercizi assicurano una coordinazione completa del corpo. Questo è particolarmente utile se si soffre di lombalgia.
- **Tono muscolare** – L'esercizio richiede l'uso di muscoli che non usi regolarmente. Scoprirai che i tuoi muscoli saranno

molto più tonici dopo il dolore iniziale. Ciò è particolarmente utile per gli anziani e le persone che di solito sono molto sedentarie nella loro vita quotidiana, poiché la forza muscolare viene solitamente persa con l'età e l'inattività.

- **Muscoli addominali piatti** - Poiché il Pilates si concentra sul rafforzamento dei muscoli addominali, scoprirai che uno dei benefici del Pilates è che aiuta a raggiungere una pancia piatta.

- **Flessibilità** - Con l'avanzare dell'età, tendiamo a perdere la flessibilità che avevamo quando eravamo giovani. Il Pilates dovrebbe permetterti di ritrovare forza, elasticità e flessibilità. Dopo un po', sarai sorpreso di quanto sia diventato più flessibile il tuo corpo. Ciò è particolarmente importante per la prevenzione degli incidenti dovuti a cadute.

- **Migliore equilibrio** – Attraverso la connessione mente-corpo insegnata nel Pilates, diventerai molto più consapevole di come il tuo corpo si muove e si comporta. Pertanto, il Pilates non solo rafforza la salute fisica attraverso una postura corretta, ma preserva anche l'armonia tra corpo e mente.

- **Eliminazione dello stress:** sarai totalmente assorbito dagli allenamenti e non potrai preoccuparti di tutte le cose che ti appesantiscono quotidianamente. Sarai più concentrato sulla tua postura e sui movimenti che fai con il tuo corpo. Questo è un metodo incredibile per calmare la pressione.

- **Il Pilates fornisce un senso generale di benessere** - poiché il Pilates si occupa dell'equilibrio tra la psiche e il corpo, ti dà un senso generale di prosperità.

Il Pilates ti aiuterà a perdere peso ?

Poiché il Pilates è una forma di esercizio che rafforza i muscoli, può aiutarti a perfezionare e tonificare alcune parti del tuo corpo, in particolare addominali, gambe e glutei. Le lezioni possono essere personalizzate per offrire un programma di esercizi focalizzati per rafforzare il "core", la flessibilità e l'equilibrio, o un allenamento completo per un sistema di esercizi più rigoroso.

Tieni presente che il Pilates non è noto per essere un esercizio aerobico. Per perdere peso con successo, combina le attività di Pilates con una dieta sana e l'attività aerobica quotidiana, come il corsa, il nuoto o il ciclismo.

Quali aree del corpo sono prese di mira dal Pilates ?

Il metodo Pilates agisce principalmente sul tronco, che coinvolge la regione addominale e la colonna vertebrale. Questo è il motivo per cui può essere particolarmente utile per le persone con lombalgia.

Le aree del tuo corpo che sono rafforzate e mitigate dal Pilates includono le gambe, in particolare la parte superiore delle cosce, glutei e femorali.

Il metodo Pilates si è dimostrato prezioso anche per le persone che soffrono di infiammazione articolare, in quanto aiuta a mantenere la stabilità articolare. Il Pilates rafforza i muscoli della coscia, che possono essere particolarmente utili per prevenire dolori articolari e lesioni al ginocchio.

Hai bisogno di attrezzature speciali?

Quando si è agli inizi, il tappetino è davvero tutto ciò di cui hai bisogno. Molti esercizi di base per principianti possono essere fatti in questo modo. Quando sei più esperto, puoi andare in una palestra o in uno studio che offre lezioni private di Pilates e, naturalmente, offriamo lezioni di Pilates in ciascuna delle nostre palestre.

Alcuni studi utilizzano macchine Pilates specializzate come il Reformer, Jaguar o panche speciali.

Tratteremo l'attrezzatura in modo più dettagliato, ma non hai davvero bisogno di una tonnellata di attrezzature specializzate, per cominciare.

Materiale Pilates - Cos'è il Reformer ?

Il Reformer è essenzialmente una struttura a forma di letto con un carrello rotante collegato a un'estremità da una serie di molle. Queste molle sono flessibili per offrire diversi livelli di resistenza. Il carrello ha anche ostacoli alle spalle che ti impediscono di perdere aderenza mentre ti muovi o tiri il carrello.

Una barra del piede è associata alla fine della molla del riformatore. Questa barra può essere utilizzata dalle mani o dalle gambe per spostare il carrello in avanti. Enormi cinture con maniglie sono attaccate all'estremità opposta del corpo. Dovresti sdraiarti, sederti o stare in piedi sul riformatore e fare esercizi che guidano, tirano o tengono fermo il carrello mentre le molle forniscono la quantità di resistenza di cui hai bisogno. Uno dei vantaggi del reforming è che allunga i muscoli quando le molle vengono rimosse. Questa è chiamata contrazione muscolare eccentrica, che è eccellente per mantenere muscoli forti e in crescita, senza aggiungere massa.

Il suo reforming è particolarmente utile in caso di infortunio o convalescenza, perché permette di allargare e rafforzare delicatamente i muscoli con una semplice opposizione delicata.

Attrezzatura Pilates - Cos'è la Cadillac ?

La Cadillac è una tecnologia affascinante che, a prima vista, sembra più un barbaro strumento di interrogatorio che un'attrezzatura per l'addestramento.

Si compone di un letto con un cuscino e una cornice a tre lati che corre su di esso ed è collegata a ciascuna estremità della stanza. In generale, è largo circa 1,80 m. Diversi dispositivi sono collegati alla struttura, come molle per gambe e braccia, catene che possono essere appese, una corda di spinta e persino un trapezio.

A causa delle sue grandi dimensioni, la Cadillac non viene spesso utilizzata nelle classi di gruppo. Se vuoi provare questa attrezzatura, è meglio cercare lezioni private di Pilates nella tua zona. In questi studi privati, troviamo il cosiddetto "fascio divisorio Cadillac ", che in realtà è un lato della Cadillac, montato su un divisorio per una migliore solidità.

La Cadillac può essere adatta per una vasta gamma di pratiche di estensione ed è eccezionalmente utile se pensi che sia difficile riposare sulla schiena per un po '. Quando usi la Cadillac, sembri quasi un acrobata!

Perché alcune forme di dispositivi dovrebbero essere utilizzate per il Pilates ?

Molte forme di Pilates includono la piattaforma di stabilizzazione, il correttore della colonna vertebrale e altre attrezzature per migliorare la postura e rinforzare gli erettori spinali.

Entrambi servono come supporto e assistenza nello svolgimento delle varie attività. Sono entrambi importanti per il rilassamento e lo stretching di diversi muscoli. Troverete la maggior parte di loro in studi privati di Pilates.

Perché c'è un divario tra le lezioni di yoga e le lezioni di Pilates?

Mentre ci sono parallelismi tra yoga e pilates, che si concentrano tutti sulla relazione mente-corpo, lo yoga sembra concentrarsi principalmente sul benessere mentale. Questo è un tipo di allenamento più rilassato, mentre il Pilates è più una pratica vigorosa che si concentra sulla tonificazione e sul rafforzamento.

Cosa vedere quando si sceglie una lezione di Pilates

Se sei sano e decidi di provare Pilates per la prima volta, una lezione comunitaria sarà perfetta. Le lezioni durano normalmente 60 minuti e sono accessibili con una delle nostre carte ospiti gratuite. Gli insegnanti delle nostre due palestre sono disponibili e qualificati per soddisfare tutti i livelli di fitness.

Puoi scegliere una lezione di Pilates Pad che prevede semplicemente l'esecuzione di diversi movimenti su un tappetino, oppure puoi iscriverti a una lezione di gruppo che richiede una o più attrezzature Pilates appositamente progettate.

Una classe di tappetini è l'ideale per iniziare e includerà alcuni elementi di, come pesi a mano, fasce elastiche e rulli di gomma. Le lezioni sul tapis roulant si concentrano principalmente sul rapporto contro la gravità e il peso corporeo per mantenere sotto tensione un'ampia varietà di muscoli. Ciò richiede potenza e resistenza.

Per una metodologia vicino a casa, o se hai bisogno di più esercizio a causa della tua età o di un possibile problema fisico precedente, una lezione privata di Pilates potrebbe essere più appropriata.

Molte lezioni private si svolgono negli studi di Pilates, che possono anche essere dotati di macchine Pilates specializzate. Questo è l'ideale se hai già avuto un infortunio e hai bisogno di supporto per gli esercizi. In uno studio privato, riceverai un'attenzione speciale e il tuo istruttore sarà in grado di adattare i diversi esercizi alle tue specifiche esigenze specifiche.

Il Pilates è una buona terapia fisica ?

Molte cliniche di riabilitazione e centri benessere ora offrono Pilates come forma di terapia fisica. La ricerca ha dimostrato che il Pilates può essere una terapia importante per incidenti e malattie come:

- Disagi cronici al collo e alla schiena.
- Sostituzione dell'anca o della caviglia.
- Tipi di sclerosi multipla.
- Fibromialgia.
- Scogliosi.

È anche una buona cosa per musicisti, artisti e altre persone in forma che hanno avuto una sorta di incidente e hanno bisogno di terapia per tornare in piena forma. Poiché il Pilates è un esercizio a basso impatto, può essere adattato a determinate aree del corpo, a condizione che sia seguito da un istruttore qualificato e preparato.

Posso fare Pilates a casa ?

Il Pilates dovrebbe essere un'attività familiare, non solo per adolescenti, ma anche per i genitori che lavorano. Oltre a educare i miei figli su questioni essenziali della vita, come l'educazione finanziaria delle ragazze, mostro loro anche come rimanere in salute.

Puoi fare Pilates a casa, il che è un enorme vantaggio. Ci sono un gran numero di registrazioni didattiche che puoi seguire su YouTube o dirette Facebook. Tutto ciò di cui hai bisogno è un telo e alcuni vestiti larghi e comodi. Non serve molto tempo al giorno, anche solo una mezz'oretta. La cosa certa è che come tutte le cose, costanza, perseveranza e la giusta attitudine, porteranno al successo e al raggiungimento degli obiettivi prefissati.

Tuttavia, se sei un principiante, è consigliabile prendere prima alcune lezioni per vedere il metodo giusto per fare gli esercizi. Ciò dovrebbe prevenire eventuali danni che potrebbero derivare dall'esecuzione impropria dei vari movimenti.

Puoi anche assumere un tutor privato che verrà a casa tua per aiutarti a correggere gli esercizi.

E se stai cercando un allenamento per la costruzione muscolare che possa essere adattato al tuo livello di forma fisica per aiutarti a rimanere in salute, puoi sicuramente raccomandare il metodo Pilates.

Ma attenzione, noterai che questo tipo di allenamento è molto coinvolgente - ma allenarsi divertendoti non può che essere positivo!

COSA DEVI SAPERE PRIMA DI PRENDERE LEZIONI DI PILATES

1. Esistono due tipi di lezioni di Pilates: lezioni con il tappetino e lezioni di Reform.

La lezione si svolgerà o su un tappeto leggermente più spesso di quello standard dello yoga, o su una macchina chiamata reformer, che è un insieme di piattaforme scorrevoli con barre fisse per i piedi, molle e carrucole che imprimono resistenza. Prima di concentrarsi sull'esercizio, è bene sapere quale di questi attrezzi si intende utilizzare.

Entrambe le opzioni si concentrano sul controllo piuttosto che eseguire infinite ripetizioni a esaurimento muscolare. Nel Pilates, i muscoli lavorano per muoversi contro l'attrito e (nel caso del reformer) la tensione delle molle o delle cinghie, con lo scopo generale di rilassare e isolare i muscoli giusti. L'obiettivo deve essere quello di prendersi il tempo necessario per allenarsi, concentrarsi sul programma da svolgere e instaurare un vero e proprio feeling con il proprio corpo.

"L'escursione del Reformer è probabilmente la più piacevole che si possa trovare nel Pilates", afferma Heather Andersen, creatrice di New York Pilates. "La macchina offre un impedimento (attrito) e una superficie scivolosa che ti sfida nel movimento degli esercizi. Spesso si ha l'impressione di volare o di rotolare". Ci sono anche molti esercizi di Pilates, ad esempio SLT, Brooklyn Bodyburn e Studio MDR, che non sono considerati esercizi di Pilates "esemplari", ma offrono un gran numero di benefici simili. Questi studi utilizzano il riformatore di livello superiore, il Megaformer, che è più grande del Reformer classico.

Qualunque sia il corso che segui, non dimenticare di dire all'insegnante che sei un novizio. In questo modo, saranno in grado di monitorarti durante il corso e apportare modifiche o miglioramenti al tipo di corso.

2. Ci sono altri macchinari da conoscere, ma per la maggior parte degli studenti che frequentano il corso di mat Pilates il tappetino e gli esercizi a corpo libero saranno più che sufficienti.

Molte lezioni di Mat Pilates non richiedono alcuna attrezzatura diversa dal tappetino che viene solitamente fornito. Rispetto al riformatore, alcuni studenti possono utilizzare attrezzature diverse. I servizi più noti sono il Wunda, un sedile basso con cuscini e molle, la Cadillac (che sembra un letto con un contorno d'ombra e viene utilizzato in modi diversi dai migliori studenti), un correttore spinale, un sedile alto e il Magic Circle, un anello che viene spesso utilizzato tra le gambe per costruire un'ostruzione. "In molte situazioni di corso, in genere si possono usare il reformer, la pedana, il Magic Circle, il correttore della colonna vertebrale e una variante più piccola della Cadillac chiamata Tower Package", dice Herbert, che esorta gli studenti a fare qualche esercizio in privato, se necessario, e a capire come usare i macchinari in modo appropriato prima di frequentare un corso di gruppo.

3. Sentirai i muscoli bruciare durante l'allenamento e probabilmente avrai dolori il giorno successivo.

Anche se non è possibile eseguire esercizi ad alta intensità come i salti con lo squat o sollevare manubri pesanti, la maggior parte degli esercizi con il peso corporeo proposti nelle lezioni di Pilates possono essere molto impegnativi. Prendiamo ad esempio il marchio di "Pilates Hundred". Un movimento concentrato che include meno di due movimenti regolari che stresseranno gli addominali. Un buon insegnante cambierà il vostro assetto per rendere la progressione più armoniosa (un altro motivo per presentarsi come dilettanti prima dell'inizio della lezione).

Dedicando tutta la tua attenzione a movimenti più semplici, utilizzerai i muscoli necessari per ogni allenamento. Ciò significa che dopo l'allenamento, potresti avvertire dolori muscolari. Non preoccupatevi: anche se il dolore del giorno dopo può essere intenso, dopo la prima settimana, il corpo si abituerà a sopportare tali stress fisici, diventerete sempre più forti e muscolarmente più atletici. L'indolenzimento del giorno dopo significa semplicemente che state mettendo alla prova i vostri muscoli in un modo nuovo (nel modo corretto!) e che state facendo lavorare gruppi muscolari che normalmente non vengono stressati e sollecitati.

4. Il metodo Pilates funziona su una varietà di gruppi muscolari.

"Il Pilates non è limitato a parti specifiche del corpo", afferma Herbert. Sì, il Pilates si concentra sul core e sulla colonna vertebrale, ma non coinvolge solo la pancia. "Sebbene il Pilates sia specificamente definito come allenamento dei muscoli addominali, è essenziale che i clienti sappiano che il core coinvolge tutto il corpo, addominali, gambe, interno ed esterno cosce, così come la schiena", osserva Herbert. Quindi immagina un allenamento funzionale per tutto il corpo e la totale mobilità.

5. La maggior parte dei corsi per principianti prevede le medesime tipologie di esercizi in ogni sessione.

Ci sono una serie di movimenti di Pilates che si trovano frequentemente nelle lezioni per principianti, dice Herbert.

- Cent (pratica di respirazione che spesso si basa sulla potenza e la stabilità del tronco)
- Avvolgimento (movimento lento e preciso che allunga la colonna vertebrale e la parte posteriore del corpo e rafforza l'addome)
- Cerchi delle gambe (che rafforzano i fianchi e gli stabilizzatori del core)
- Rotolare in una palla (che consente di massaggiare la colonna vertebrale e flettere la schiena)
- Serie 5 (esercizi in super-serie che rafforzano il corpo in resistenza)

Anche se di solito preferisci l'abbigliamento sportivo largo e comodo, è meglio indossare abiti attillati per le lezioni di Pilates. "In questo modo, l'allenatore sarà in grado di vedere meglio i tuoi movimenti e i tuoi vestiti non rimarranno bloccati tra molle o altri dispositivi", afferma Carrie Samper, responsabile regionale degli insegnanti di Pilates presso Equinox.

"E lascia i pantaloncini a casa", aggiunge Samper. "Ci sono un certo numero di attività nel Pilates in cui ti sdrai, quindi le tue gambe ti corrono sopra... Quindi i pantaloncini non devono salire e infastidire!". In questo caso, indossare pantaloni a pinocchietto o leggings con una canottiera.

Quando si tratta di scarpe, puoi essere scalzo o indossare calzini per la tua sessione. La maggior parte degli studi ha il proprio protocollo. Puoi trovarlo sulla pagina web dello studio o andare alla reception per registrarti alla tua classe e scoprire l'abito e il vestiario adatto a te (più comodo e funzionale).

Se opti per gli stivali, prendi un paio specifico di suole in gomma, in modo da non inciampare sul tappeto o sul tavolo. Una soluzione a piedi nudi o solo calzini ti aiuterà anche a entrare e uscire rapidamente dalle cinture del Reformer.

6. Ogni studio utilizza un gergo diverso durante le lezioni. Se non avete familiarità con i termini, consultate i docenti abituali per avere aiuto con il linguaggio.

Come nel CrossFit, anche nel Pilates, gli esercizi hanno una propria gamma di termini specifici. Nel caso del Pilates, il termine "powerhouse" si riferisce alla parte centrale del corpo, da cui proviene tutta la potenza dell'esercizio. "Peel through your back" significa un movimento lento e controllato da una vertebra all'altra. Non preoccuparti: con la pratica e con il tempo vi abituerete a questo stile di linguaggio!

Nel frattempo, guarda i compagni di corso che raggiungono facilmente le indicazioni preposte. Il modo migliore per raggiungere questo obiettivo? Mettiti al centro della stanza. Che si tratti di un Reformer o di un tappetino, essere posizionato al centro consente di avere una visione ottimale dell'intera azione. "L'istruttore è facilmente visibile al centro", spiega Samper. "Anche gli altri corsisti ti guideranno visivamente attraverso i movimenti mentre l'insegnante sarà maggiormente facilitata nel vedere i tuoi errori e dunque aiutarti verso i tuoi progressi.

7. Il Pilates dovrebbe far parte di un programma di esercizi ben bilanciato.

In ogni caso, anche se la Palestra di Pilates sarà aperta tutti i giorni e per tutta la settimana, non potrai andare a lezione tutti i giorni. Il tuo corpo ha bisogno di un giorno o due per il recupero.

Il Pilates si espande per migliorare e regolare il corpo contemporaneamente", osserva Samper. "Ecco perché spesso è complementare ad altri esercizi, perché prepara il corpo a lavorare in modo più mirato su ogni percorso. Aggiungerlo al vostro programma standard vi aiuterà a eseguire sollevamenti, a muovervi più velocemente, a nuotare meglio o persino a mantenere maggior equilibrio nello yoga"

COMPRENDERE IL POSIZIONAMENTO DEL CORPO PER UN MIGLIORE ESERCIZIO FISICO

È essenziale adottare una postura o una posizione corretta prima di iniziare un allenamento per collegare o impegnare i gruppi muscolari appropriati. Quando si adotta la giusta postura, l'energia si concentra sui muscoli coinvolti nel funzionamento ed evita di spendersi su altre zone del corpo o su movimenti non necessari.

Questo è particolarmente vero quando stai iniziando un esercizio che è completamente nuovo per il tuo corpo. In generale, i nuovi programmi di esercizi richiedono concentrazione e controllo a cui il corpo potrebbe non essere mai stato sottoposto. Supponiamo, ad esempio, che un triatleta partecipi a una lezione di yoga per la prima volta. Le nuove posizioni richiedono una notevole osservazione e concentrazione. I muscoli sono sottoposti a movimenti a loro sconosciuti e forzare i movimenti può causare lesioni, specialmente se le posizioni vengono mantenute per un periodo di tempo. È sempre importante tenere presente che qualsiasi nuova routine corporea dovrebbe essere affrontata con cautela.

Poiché i triatleti sono fisicamente in forma rispetto alla popolazione totale, sono anche più inclini ad affrontare sfide fisiche e talvolta intraprendere nuove diete con l'atteggiamento mentale che i loro corpi possono gestire qualsiasi nuova avventura.

Tuttavia, ripetendo determinati movimenti per ore e anni, i muscoli li memorizzavano. Se il corpo e la mente hanno adottato una routine, è difficile cambiare lo schema senza cambiare i risultati. All'inizio, questi cambiamenti possono essere negativi – come tempi più lenti o distanze di salto più brevi – fino a quando i muscoli non accettano la loro nuova dieta come base per il progresso. Allo stesso modo, se una persona intraprende esercizi di Pilates, otterrà prima risultati negativi prima che il suo corpo si adatti alla nuova dieta.

I risultati possono quindi essere utilizzati per ottenere tempi più rapidi, distanze più lunghe, ecc. È quindi essenziale per gli atleti lavorare con un istruttore di Pilates adeguatamente addestrato - uno con una vasta conoscenza e una formazione specifica nei movimenti atletici, piuttosto che un istruttore di Pilates con formazione di danza classica, che potrebbe avere un'esperienza atletica meno raffinata.

Il corpo continuerà a prendere la strada più semplice. Può eseguire i movimenti che richiedono il minimo sforzo e concentrazione. Ci attacca quando non siamo concentrati! Per illustrare questo, sdraiati sulla schiena con le braccia distese sopra il petto fino al soffitto. Puoi farlo con o senza peso. Solleva lentamente le braccia dal collo ai lati, quindi richiudile sul petto. Ripeti una mezza dozzina di volte il ciclo. Nota che man mano che le ripetizioni progrediscono, quando sei in aria, le braccia iniziano lentamente a muoversi sul viso, e poi, quando sono aperte verso terra, nell'estensione della testa. Questo ha l'effetto di sollevare gradualmente le spalle e impegnare i muscoli del collo. Immagina l'effetto quando ripeti l'esercizio centinaia di volte!

La concentrazione e il duro lavoro sono necessari per lavorare gruppi muscolari specifici. Eseguire un movimento quasi perfetto prima che il muscolo crei un Endogramma (modello subconscio), che renderà l'azione automatica, include una sorta di "modello muscolare". Per fare ciò, è necessario stabilire una routine mirata. Quindi, qualsiasi nuovo movimento può essere affrontato in sicurezza, come un tentativo di yoga mentre si era già triatleti. Puoi fare il tuo "autocontrollo" dei requisiti, dei benefici, delle limitazioni e dei pericoli che il tuo corpo deve affrontare.

LA FORMULA DELL'ESERCIZIO

Ho messo insieme una formula per aiutarti ad allenarti al meglio delle tue capacità, qualunque sia il tuo livello di forma fisica. La formula è stata progettata per aiutarti a rendere ogni esercizio accurato e quindi ottenere il massimo da un passo o da una serie di movimenti.

All'inizio, può sembrare difficile seguire tutti i punti della formula allo stesso tempo. Tuttavia, puoi perfezionare l'esercizio e sviluppare una tecnica eccellente avvicinandoti sistematicamente a ciascun punto in ordine e padroneggiando ogni principio prima di affrontare il successivo. Un approccio graduale e una nuova routine fornirà una solida base per lo sviluppo di maggiore velocità, ampiezza di movimento o controllo.

La formula è la seguente:

1. Postura / allineamento / posizione

2. Ritorno-Schiena

3. Respirazione

4. Esercizio Fisico

5. Allungare/Stretching

6. Domande

È stato scoperto che se questa regola viene seguita, è praticamente impossibile per un istruttore eseguire una routine in modo errato o mostrare una mossa sbagliata a un cliente. Esaminiamo ciascuno di questi sei punti in successione.

1. Postura / posizione / allineamento

Quando si inizia un esercizio, è importante prima definire la posizione o l'allineamento corretto per l'esercizio. Se non è corretto fin dall'inizio, il movimento potrebbe essere trascurato e meno efficace. Questo è particolarmente importante per i programmi di riabilitazione dell'esercizio. Stabilire e mantenere una gamba, un bacino o un busto nella posizione corretta è fondamentale per il risultato finale. Una differenza di un centimetro nella posizione di una parte del corpo può portare a una differenza dal 10 al 50% nell'efficacia dell'esercizio. Immagina una ginnasta che si allontana di un pollice dall'allineamento pianificato sulle barre parallele o sulla trave. Può perdere il controllo o l'equilibrio o cadere fuori dal sistema di riferimento. Oppure, se un tennista tocca il "punto caldo" della sua racchetta più spesso del suo avversario, può significare la differenza tra vittoria e sconfitta, tra perfezione ed essere "abbastanza vicino".

Allenare il cervello a individuare queste piccole differenze richiede aiuto. Uno specchio può aiutarti a identificare differenze significative nella posizione e nell'allineamento. Ecco alcune domande da porsi quando inizi a praticare il principio di questa formula. L'elenco non è esaustivo.

1. I fianchi sono quadrati?

2. La gamba è allineata con la spalla?

3. Il busto è dritto?

4. Il piede è flesso (o appuntito)?

5. Le spalle sono allo stesso livello?

6. La schiena è dritta?

7. La pancia è piatta?

8. Il collo è allungato?

9. Le spalle sono rilassate?

2. Schiena

Assicurati che la schiena sia nella posizione richiesta per iniziare l'esercizio. In generale, quando si è sdraiati sulla schiena, le ginocchia sono piegate e i piedi piatti sul pavimento. La schiena dovrebbe essere nella posizione di una colonna vertebrale stabile con il tronco impegnato. Ora coinvolgi il pavimento pelvico come descritto in precedenza.

Questa potrebbe essere una delle poche volte in cui sentiamo i nostri addominali inferiori contrarsi! Il mantenimento costante del tronco aiuta a rafforzare questo gruppo di muscoli addominali.

La forza degli addominali inferiori aiuta notevolmente ad alleviare il dolore nella parte bassa della schiena e organizzare il bacino.

Il controllo della gabbia toracica garantisce anche la stabilità della colonna vertebrale. La schiena è dritta quando siamo in posizione eretta, o c'è flessione su un lato? La parte bassa della schiena è arcuata o la parte superiore della schiena è troppo arrotondata? La testa è inclinata in avanti o all'indietro? Molti di questi problemi possono essere corretti in una certa misura riallineando e rieducando i muscoli. Come in alcuni casi di osteoporosi, se il problema è più strutturale, la colonna vertebrale e la schiena dovrebbero essere allineate nel miglior modo possibile, senza causare disagio.

3. Respirazione

Il giusto metodo di respirazione è importante e non può essere sopravvalutato. Molte persone trattengono il respiro quando eseguono piccoli movimenti difficili. È importante evitare di trattenere il respiro durante l'esercizio, come ho detto sopra. Se trattenete il respiro mentre fate un passo, affaticherete il vostro corpo.

È generalmente condiviso che durante l'esercizio fisico si debba espirare durante lo sforzo. A volte la respirazione nello stile Pilates descritto in questo libro va contro questo principio. Infatti, in alcuni casi, inspirare durante lo sforzo può fornire un sostegno migliore alla schiena. Immaginate, ad esempio, di essere sdraiati su una panca bassa in posizione supina e di sollevare un peso pesante per far lavorare i tricipiti.

Piegare i gomiti di entrambe le braccia per eseguire questo movimento, abbassare il peso sopra la testa a terra, quindi raddrizzare i gomiti per riportare le braccia in posizione verticale. Esistono diversi problemi con il modo in cui questa azione viene in genere eseguita.

In generale, questo movimento viene eseguito con i piedi a terra, che crea un arco nella parte bassa della schiena, anche prima dell'inizio dell'esercizio. Questo fatto da solo può portare a tensione e irrigidimento dei muscoli della parte bassa della schiena. Quando abbassi il peso a terra, la schiena si inarca ancora di più, perché ad un certo punto i pettorali quasi si bloccano. La mobilità dell'articolazione della spalla è limitata. In generale, inspiri brevemente quando abbassi le braccia a terra ed espiri pesantemente quando alzi le braccia nella posizione di partenza. Niente di tutto ciò causa un notevole sforzo su tutto il busto.

Le altre aree di stress e tensione saranno eliminate il più possibile per controllare l'esercizio e concentrare la ricerca sulla massa muscolare desiderata. Un altro punto di stress è di solito la respirazione. La respirazione svolge un ruolo vitale nell'aiutare il corpo a far fronte allo stress, sia mentale che fisico. L'esercizio sembrerà molto facile se fai lo stesso esercizio con una respirazione più calma, una schiena più piatta e un'espressione facciale meno pronunciata.

Potrebbe anche essere necessario alleggerire il peso e ottenere un maggiore controllo, poiché diversi metodi di respirazione altereranno la capacità dei muscoli di eseguire il movimento che facevano prima.

Poiché a volte alle persone viene detto di respirare durante l'esercizio, viene detto loro qualcosa del genere: "Alza la gamba ed espira". Interpreteranno questo nel senso che devono muovere l'arto ed espirare solo quando il movimento è completo. Invece, si può idealmente dire di respirazione come segue: "Inspirare (o espirare) a ..." Respirare per tutta la durata del movimento per ridurre lo stress e la tensione evitando lesioni. Respira con calma attraverso il naso ed espiri con calma attraverso la bocca.

Quando ti abitui a respirare in modo appropriato, puoi eseguire ripetizioni più veloci, inspirando normalmente per due, tre o quattro ripetizioni e poi espirando per le successive due, tre o quattro ripetizioni.

4. Esercizio

Una volta raggiunta questa fase, l'esercizio verrà eseguito al meglio. Se durante la prima mezza dozzina di passi non riuscite a perfezionare il movimento con il respiro giusto, non disperate. Praticate l'esercizio di respirazione finché non vi sentite a vostro agio. Fate in modo che il corpo si muova e comprenda ciò che è necessario. Quando è più fattibile e familiare, adattate la respirazione a ciò che è necessario.

Allo stesso modo, quando si eseguono esercizi avanzati, tornare alle versioni di base ogni volta che è necessario. Imparerete a concentrarvi e a relazionarvi con i movimenti più semplici, che possono comunque mettervi alla prova.

5. Allungamento

Sdraiati attraverso il movimento, otterrai una maggiore sensazione muovendo gli arti o un'altra parte del corpo, lavorando tutti i muscoli, specialmente quelli che non vengono utilizzati e quelli più piccoli. Ad esempio, quando si è in piedi o sdraiati sulla schiena, utilizzare il tronco e decomprimere la colonna vertebrale (allontanando le costole dai fianchi), mentre si premono le scapole contro il coccige. Questa azione richiede una maggiore contrazione addominale e aiuta ad allungare e ammorbidire la colonna vertebrale, oltre a ridurre lo sforzo sulle vertebre e sui dischi.

Tenere le articolazioni del ginocchio e del gomito leggermente sbloccate (evitare l'iperestensione) quando si lavora sull'allungamento delle braccia o delle gambe. Bloccarli può mettere a dura prova queste articolazioni. Quando queste articolazioni sono iperestese, le ossa sono effettivamente saldate insieme e i muscoli molto tesi invece di lavorare correttamente. È anche necessario evitare di piegarsi troppo (iperflessione), che impedirebbe l'allungamento del muscolo e limiterebbe la mobilità dell'arto. Con l'articolazione sbloccata, è anche possibile sdraiarsi fuori dall'orbita (senza muovere la spalla o l'anca) e raggiungere la mobilità richiesta.

Il costante allungamento del gruppo muscolare desiderato porta a molti benefici significativi, tra cui:

- Muscoli più sottili e meno ingombranti
- Riduzione dello stress sull'articolazione
- Maggiore consapevolezza dei movimenti muscolari specifici e isolati
- Maggiore mobilità dell'articolazione
- Riduzione del "tintinnare" dell'articolazione

Il gruppo muscolare che si desidera allungare dovrebbe essere stabile e non avere lesioni. L'allungamento di un muscolo ferito sottoporrà le fibre a un carico maggiore e innescherà altri problemi. È comune che l'arto non sia in grado di muoversi in tutta la sua gamma durante molti esercizi, specialmente quelli che coinvolgono pesi pesanti. Il corpo impedisce che l'estremità si estenda fino al punto di sollecitare l'articolazione. L'incapacità di estendere il muscolo al suo intero intervallo di tempo, tuttavia, può accorciare il muscolo. Ad esempio, quando si piegano i bicipiti, il braccio non viene mai esteso per tutta la sua lunghezza quando si tratta di sollevare un peso pesante. In generale, la parte superiore del corpo è anche curva in avanti per prepararla a sopportare lo sforzo del prossimo sollevamento. Il movimento del peso che tocca la coscia dà l'illusione che il braccio abbia raggiunto una piena estensione.

Se l'esercizio viene eseguito correttamente - cioè sull'intera gamma di movimento - con lo stesso sforzo, il peso dovrà essere ridotto, poiché la fibra muscolare del bicipite è più debole quando è quasi completamente estesa. Se si ottiene una forza maggiore nella posizione di estensione, il peso può essere aumentato in sicurezza.

Allo stesso modo, quando le ginocchia sono piegate ad angolo acuto all'articolazione del ginocchio (talloni troppo vicini al suolo) durante una torsione addominale, è improbabile che gli addominali raggiungano la loro lunghezza. La contrazione in avanti ha l'effetto di schiacciare gli addominali e comprimere la parte anteriore delle cosce. Gli addominali quindi si gonfiano invece di allungarsi verso l'alto. Successivamente, l'esercizio è teso e inefficace. Quando l'articolazione del ginocchio è ad angolo retto (piedi più lontani da terra), le prestazioni possono essere migliorate purché gli addominali siano inseriti, con un maggiore effetto sul muscolo lavorato. Se l'articolazione del ginocchio non è ad angolo retto (angolo ottuso), i flessori dell'anca sono più allungati e l'esercizio è più difficile perché la colonna vertebrale e il tronco sono stressati. Se la trazione dei flessori dell'anca è ridotta, gli addominali funzioneranno in modo più efficiente.

Per quasi tutti gli atleti, la forza di lunghezza è l'epitome del tono muscolare. I ballerini di danza classica trovano che il loro estremo raggio di movimento è molto elastico, ma non sono abbastanza forti. Questo è un punto debole per loro. Tuttavia, per quanto sia auspicabile il loro fattore di forza, la maggior parte dei ballerini di danza classica non si farebbe trovare in una sala pesi: sarebbero troppo pesanti per i loro muscoli!

I triatleti, d'altra parte, beneficerebbero di una maggiore versatilità senza compromettere la loro forza. La maggior parte di loro non sarà mai stata sorpresa in una lezione di balletto! In questo libro, gli esercizi di Pilates proposti sono per tutti i generi. Usando correttamente i pesi, i ballerini possono guadagnare forza senza il rischio di gonfiare i muscoli.

I triatleti possono migliorare la loro flessibilità senza compromettere la loro forza o velocità. In effetti, tutti possono beneficiare di un fattore comune: ridurre il rischio di lesioni. L'allungamento, nell'intera gamma di movimento, richiede concentrazione e sforzo durante tutte le ripetizioni. La prima cosa che accade, quando il muscolo si stanca, è la riduzione dell'allungamento muscolare. Ciò è spiegato dal fatto che il muscolo, in una posizione contratta, può lavorare più facilmente. Se si nota che l'allungamento del muscolo non può essere salvaguardato, interrompere l'esercizio. Continuare solo se si riesce a mantenere una posizione di allungamento.

6. Domande-Feedback

Questa è la parte più importante dell'esercizio Formula, poiché è necessario un feedback. Usando il feedback, "riorganizziamo" l'esercizio per produrre risultati migliori, se necessario. Una volta che i precedenti cinque principi della formula sono stati implementati sistematicamente, rimane la parte finale e più importante dell'equazione. Tuttavia, dopo aver valutato e corretto mentalmente un movimento, è possibile migliorare la tecnica. Le tue prestazioni possono essere valutate in diversi modi. Tornando alla formula, la seguente domanda ti aiuterà a correggere il movimento:

Dove pensi che funzioni l'esercizio e a quale livello (a seconda di ciò che si applica all'esercizio) sulla scala di lavoro o sulla scala di stretching? Saprai che il movimento funziona solo nei gruppi muscolari previsti per questo scopo. Ci sono molte aree in cui le cose possono andare male. La regola è: non farlo se non ti senti a tuo agio o soffri!

Il buon senso deve sempre dettare le misure da adottare. Le aree più importanti da affrontare sono elencate nella sezione precedente. Questo non è affatto un elenco esaustivo, ma per riferimento, ti permetterà di capire come muovere i muscoli in modo corretto e sicuro. Seguendo questi suggerimenti, avrai una migliore consapevolezza del tuo corpo in movimento e sarai in grado di ascoltarlo quando ti parla!

CONSAPEVOLEZZA DEL CORPO E POSTURA

Conoscere il proprio corpo è un importante punto di partenza per un programma di Pilates o altri esercizi. Man mano che ci si evolve fisicamente, si sviluppano anche le abitudini fisiche. Alcuni di essi, come sollevare oggetti in un certo modo, potrebbero aver richiesto anni per svilupparsi. Qualunque sia la ragione, il nostro corpo preferisce prendere il percorso di minor resistenza quando esegue un compito. Il nostro subconscio integra questo percorso. Viene memorizzato per riferimento futuro nei nostri banchi di memoria quando eseguiamo movimenti uguali o simili. Quando eseguiamo molti movimenti della vita quotidiana, il nostro corpo cerca automaticamente di ingannarci.

Molti di questi movimenti, come camminare con l'arco inclinato verso l'interno (pronazione), possono essere errati. Questo potrebbe spiegare perché alcune persone soffrono di mal di testa e altri di mal di schiena. Tuttavia, la maggior parte di noi non sa che un tale movimento può essere la causa dei nostri sintomi.

Comprendere e correggere i più piccoli squilibri e le posizioni errate del corpo elimina molti dei dolori lievi o gravi a cui siamo abituati.

Puoi capire meglio il tuo essere fisico essendo più consapevole del tuo corpo e dello spazio in cui si muove.

All'inizio, può essere difficile identificare mentalmente e sentire le diverse parti del corpo senza doverle muovere. Tuttavia, quando lo fai, puoi capire più facilmente come muoverti correttamente. Questo ha l'effetto di aumentare i tuoi riflessi fisici e mentali, permettendoti di valutare meglio le distanze, controllando lo sforzo che metti nelle attività fisiche e alleviando lo stress fisico e l'ansia mentale.

Capire il proprio corpo significa anche ascoltarlo quando reagisce a situazioni avverse. Questo non significa spingere al limite quando si pensa di poter fare un lavoro, ma si sa di avere ancora dei piccoli dubbi sul proprio corpo. Mentre sviluppi il tuo corpo attraverso un tale programma, potresti iniziare a renderti conto che i tuoi movimenti sono trascurati e inefficaci se non ti concentri correttamente sulla tua mente. È importante capire che se il tuo corpo ha eseguito correttamente diverse possibili ripetizioni di un movimento e la ripetizione extra non è all'altezza, non dovresti continuare con le ripetizioni rimanenti.

Qualsiasi numero di mosse sbagliate vale una mossa perfettamente eseguita. Diversi concetti chiave sono essenziali per un semplice controllo dell'allenamento e risultati benefici. Eccone alcuni:

- Estendete l'esercizio se pensate di aver raggiunto il limite delle vostre possibilità!

- Per essere forti bisogna essere precisi.

- Rotazione dalla gabbia toracica.

- Spostare le scapole nella loro sede

- Se non è allineato, allinearlo.

- Lavora il muscolo anche quando non sembra funzionare.

- Il rilassamento completa il movimento.

- La respirazione più profonda attiva lo strato più profondo dei muscoli addominali (il muscolo trasversale dell'addome).

- Il corpo segue il movimento degli occhi.

- Lavora il muscolo più vicino all'articolazione in movimento.

IL BUSTO PERFETTO

POSTURA (PTP)

Sdraiandosi o allungandosi durante il movimento, si avrà la sensazione di far lavorare tutti i muscoli, soprattutto i piccoli muscoli inutilizzati, quando si muovono gli arti o qualsiasi altra parte del corpo. Per fare questo con il busto e ottenere quella che io chiamo la posa perfetta del busto, seguite i passaggi elencati di seguito:

1. Innestare il nucleo della linea B (tronco).

2. Tenere le costole distese sui lati (lateralmente), lontano dai fianchi.

3. Spremere le scapole verso il coccige (che chiameremo "sacchetto").

4. Sdraiati attraverso la parte superiore della testa, quindi lascia cadere il coccige a terra.

5. Quando sei sdraiato sulla schiena (piegato alle ginocchia o con le gambe in aria piuttosto che piatto sul pavimento), decomprimi la colonna vertebrale allungando i fianchi lontano dalle costole.

STABILIRE UNA POSTURA CORRETTA

Posizioni dei piedi

La tua posizione inizia con i piedi. I piedi sono parte integrante di ogni esercizio. Non dobbiamo considerarli solo come accessori alla fine delle nostre gambe, i piedi lavorano costantemente. In nessun caso dovrebbero oscillare ed essere lasciati incustoditi. Quando sei in piedi, immagina che ciascuno dei tuoi piedi sia come un treppiede. Se mantieni questo carico anche quando ruoti il resto del corpo, ti sentirai come se fossi ancorato al suolo. Questo è il modo in cui si ottiene un elemento chiave di una buona postura.

Lavora come descritto sotto gli addominali, mantenendo le gambe dritte ma non bloccate. Adotta la postura perfetta del busto. Le dita dei piedi sono distese, con l'articolazione tra l'alluce e il secondo dito allineato con il centro della rotula.

Questa linea di forza impedisce l'inversione (rotazione verso l'interno, o l'eversione (rotazione verso l'esterno) del piede. L'allungamento dovrebbe essere sentito sulla punta del piede e, invece di un crampo alle dita dei piedi, sentirai una sensazione di allungamento. Qualsiasi tentativo di allungare sopra le dita dei piedi può causare crampi nell'arco del piede. Se ciò accade, punta delicatamente i piedi.

Premere i talloni il più lontano possibile per ottenere una posizione di flessione o dorsiflessione. Le dita dei piedi dovrebbero essere vicine alle ginocchia senza essere piegate all'indietro. Se le dita dei piedi tendono ad arricciarsi, riporta le palle dai piedi a te. Questo potrebbe richiedere un po 'di pratica. Se i polpacci sono eccessivamente tesi quando fletti i piedi, allungali prima di continuare il resto del programma.

Tonificazione

La maggior parte delle donne vuole tonificare le seguenti aree muscolari:

- La parte posteriore delle braccia
- Sezione addominale situata sotto l'ombelico
- L'esterno dei fianchi
- La parte posteriore delle cosce

La maggior parte degli uomini è principalmente interessata a tonificare l'intera sezione addominale. Se riusciamo a mantenere il tono muscolare, ci saranno meno possibilità di formazione di depositi di grasso in queste aree. Ad esempio, quanto spesso troviamo depositi di grasso nella parte anteriore delle cosce? Poiché guidiamo, saliamo le scale, facciamo jogging o corriamo costantemente, i muscoli del quadricipite non hanno mai l'opportunità di riposare. Non è quindi necessario preoccuparsi della tonificazione di questo gruppo.

Al contrario, nelle nostre normali attività quotidiane, i glutei di solito non sono tenuti fermi. Di conseguenza, i muscoli presenti si rilassano e richiedono un lavoro aggiuntivo per rimodellarli e dare loro la dimensione o la forma desiderata.

Spremere i glutei come se stessero afferrando una banconota da $ 100 non è essenziale per mantenere un buon tono e può finire per portare ad un aumento del volume dei glutei e della tensione nella parte bassa della schiena. È meglio pizzicare leggermente i glutei mentre si è in piedi, come se si tenesse una banconota da un dollaro tra le "guance". Un altro metodo per tonificare questa parte del corpo è descritto nella prossima sottosezione.

Camminare con le ginocchia piegate

Camminate piegando leggermente le ginocchia quando il piede anteriore tocca il suolo per ridurre la tensione della schiena e tonificare i glutei. Questa pratica può richiedere un po' di tempo per abituarsi e può sembrare innaturale. Per prima cosa, camminate normalmente e appoggiate le mani sui vostri glutei. Sono sodi o flaccidi? Poi, camminate sul ginocchio anteriore con una piccola curva, come se vi steste avvicinando a qualcuno (cioè prima appoggiate il tallone, poi, come al solito, rotolate in avanti verso la palla del piede). Usate le mani per sentire la differenza nella connessione dei muscoli glutei. Quando scendete le scale piegate le ginocchia, quindi perché non farlo anche quando camminate su una superficie orizzontale? Camminare in questo modo vi permetterà di:

- eliminare la tensione nell'articolazione del ginocchio, poiché il ginocchio viene utilizzato come molla piuttosto che come un'articolazione bloccata dall'azione;

- Eliminano lo stress lombare evitando che l'intera gamba rimanga bloccata nell'incavo dell'anca;

- Elimina le tensioni nella colonna vertebrale.

Riprendi la tua andatura normale dopo trenta o quaranta passi di cammino con le ginocchia piegate e nota la differenza. Senti il tuo tallone colpire il terreno?

Il centro (addominali)

Il centro del corpo è definito come l'area tra le costole e i fianchi, che comprende i muscoli della parte anteriore, posteriore e laterale. Comprende i quattro gruppi di addominali, così come i muscoli della schiena (quadratus lumborum) e su ciascun lato della colonna vertebrale (muscoli erettori della colonna vertebrale). Gli addominali aiutano a mantenere il corpo teso indietro. Contribuiscono anche alla rotazione del busto.

È facile illustrare il loro ruolo nel mantenimento della postura: lascia che i muscoli addominali si rilassino. Nota cosa sta succedendo nella tua postura: inizi a incurvarti. Le spalle si muovono sempre più in avanti, gli archi inferiori all'indietro e il corpo si accorcia. Una postura cascante può portare a una ridotta capacità respiratoria poiché i polmoni sono schiacciati. Ora siediti in posizione eretta, senza piegare la schiena. (Quando ti siedi il più dritto possibile senza inarcare la schiena, senti le due ossa su cui sei seduto nelle natiche? Queste sono chiamate "ossa dell'addome"). Nota che la tua pancia si avvicina alla colonna vertebrale allo stesso tempo. I muscoli della parte bassa della schiena si impegnano anche a raddrizzare la schiena. Ciò consente non solo di sedersi più in alto, ma anche di sostenere la schiena e alleviarla dalla pressione a cui è sottoposta.

Posizione sdraiata sulla schiena

Metti una stuoia sul pavimento e sdraiati sulla schiena con i piedi tesi e uniti, le mani rilassate ai lati. Noterai un arco nella parte bassa della schiena (colonna vertebrale neutra). Se la posizione è troppo scomoda, piegare leggermente entrambe le gambe. Metti la mano tra la schiena e il terreno nello spazio e innesta la linea B del tronco. Senti i muscoli addominali impegnarsi? (Non spingere i piedi o inclinare il bacino verso il soffitto).

Togliere la mano e tenere il tronco impegnato. Senti quanto profondamente stai lavorando sulla zona addominale? Potresti anche sentirti come se la schiena stesse premendo sul pavimento (colonna vertebrale stabile). È un modo di identificare e sentire il "centro". Questa è l'area da cui emergono tutte le forze controllate e i movimenti fluidi.

ESAMINEREMO COME SI IMPEGNA LA COLONNA VERTEBRALE STABILE.

Prima decomprimere la colonna vertebrale, quindi allungare i fianchi lontano dalle costole. Ora premi le parti sacre e lombari della parte bassa della schiena sul pavimento, come se stessi premendo su due monete; Fallo senza ribaltare il bacino. Questa è la stabilità della colonna vertebrale.

Sentirsi come se la schiena non fosse piatta sul pavimento, mentre la schiena non è piatta, è un errore comune. Lo scopo della posizione della "colonna vertebrale stabile" è quello di sostenere la schiena quando la colonna vertebrale è in una posizione stabile, in cui i fianchi non sono né inclinati né estesi per inarcare la schiena.

Il collo

Non lasciare che il collo si inarca quando si è sdraiati sulla schiena, poiché questo stringe i muscoli e proietta il mento in avanti. Allungare la parte superiore della testa per allungare i muscoli del collo e migliorare i muscoli posturali della regione toracica / cervicale. Gli occhi dovrebbero essere leggermente diretti in avanti, dagli occhi al soffitto, formando un angolo con una linea verticale immaginaria.

La tensione nel collo (e nelle spalle) può portare a una cattiva postura e forti mal di testa. Il trapezio teso e i muscoli della cervice inclinano il mento in avanti e creano un arco del collo. Per creare una leva muscolare positiva, premere le scapole e tirare lentamente la punta del mento verso il basso, molto leggermente verso la gabbia toracica, e poi verso il muro dietro di te, allungando così la parte superiore della testa verso il soffitto. Il mento non dovrebbe posarsi sul petto. Senti lo stiramento del collo? Questa sensazione può estendersi anche alle scapole e alla parte superiore della schiena.

Seduto

La maggior parte delle persone tende a sdraiarsi quando è seduta. Al contrario, la postura perfetta del busto si assume quando si è seduti. La colonna vertebrale ha l'aspetto di un'asta. Questa asta è perfettamente dritta, perpendicolare al pavimento e passa dalla base della colonna vertebrale alla sommità della testa. Ora immaginate che, mentre le anche rimangono ancorate al pavimento, il busto scivoli lungo l'asta e si impegni nella linea B del tronco. Il corpo è dritto e la schiena non è inarcata. Se vi sedeste dritti con le gambe, l'arco dietro di voi scomparirebbe immediatamente. Se si è in questa posizione e si cerca di creare un arco nella schiena, si sforzano sicuramente i muscoli dorsali.

Spalle

La tensione del collo e delle spalle è un problema comune per la maggior parte delle persone, indipendentemente dal fatto che si esercitino o meno. Questa tensione è causata da un irrigidimento dei muscoli trapezi. Spesso, quando sentiamo uno shock improvviso o una reazione quasi difensiva, il braccio, le spalle e il collo sono automaticamente nervosi. Quando solleviamo oggetti, pieghiamo le spalle anche se teniamo un bambino sul fianco. Poi, quando i nostri amici ci strofinano il collo o la spalla, commentano quanto siano "duri come la pietra" questi muscoli.

La tensione al collo e alle spalle può essere causata da situazioni diverse come stare seduti tutto il giorno davanti a una macchina da scrivere o pensare al risultato di un esame. La tensione accorcia il gruppo muscolare, come nel caso di qualsiasi tensione muscolare, che ha l'effetto di piegare (e arrotondare leggermente) le spalle e inarcare il collo. Siediti in posizione eretta con le mani dietro la testa e piega le spalle per invertire il processo. Ora lascia che le spalle si rilassino delicatamente premendo le scapole insieme e il più forte possibile sul pavimento, estendendo la parte superiore della testa fino alla punta. Questo ha l'effetto di aprire il torace e permettere ai muscoli pettorali che rotolano le spalle in avanti di rilassarsi leggermente. Può anche causare qualche disagio, poiché i muscoli si collegano tra le scapole. Fai questo movimento più volte e ogni volta sentirai la tensione allentarsi di più.

Un altro modo per sentire il rilascio della tensione è quello di posizionare le mani sulle spalle (mano destra sulla spalla destra, mano sinistra sulla spalla sinistra), o aprire i gomiti spalancati. Senti la tensione del muscolo (il trapezio superiore) qui con le dita, poiché rimane in una posizione contratta. Tenendo le dita in posizione, tirare i gomiti uno di fronte all'altro e sentire la tensione del rilascio muscolare. È meglio tenere i gomiti uniti piuttosto che aprirli completamente.

Un altro metodo è quello di sedersi all'altezza del ginocchio, le braccia separate dal corpo, allungando la punta delle dita. Il collo e le spalle potrebbero già essere allungati. Sostienili il più possibile. Si noti che il mento tende a proiettarsi in avanti? Ora concentrati su quanto segue:

1. Premere le scapole , con un profondo sospiro.

2. Allunga ulteriormente il corpo con la punta delle dita.

3. Spingere i fianchi il più in alto possibile.

Ripeti il movimento, piegandoti come prima, del 10%. Quindi eseguire la procedura di rilascio di cui sopra e tenerla respirando normalmente per venti secondi. Ripeti il movimento altre quattro volte, quindi appoggia le mani lungo il corpo. Ti senti più grande? E rilassato? Il tuo corpo si sente più leggero? Ti senti più rilassato mentalmente? Puoi usare il controllo muscolare positivo per annullare gli effetti della tensione fisica e mentale contraendo i muscoli opposti a quelli che creano automaticamente tensione (in questo scenario, contrai i muscoli romboidali tra le scapole per contrastare i muscoli pettorali del torace, che generano spalle arrotondate e una postura cascante).

Stampa e peeling

Poiché la colonna vertebrale è il punto focale del resto dei movimenti del corpo, è importante mantenerla flessibile e forte. Quando ti alzi da terra o ti sdrai, il movimento della colonna vertebrale dovrebbe assomigliare all'impronta di una colonna nella sabbia soffice. Senza movimenti improvvisi o a scatti, ogni vertebra dovrebbe essere spostata una alla volta quando si alza o si abbassa il busto da o verso il suolo. Alcune analogie possono aiutarti a raggiungere questo obiettivo:

1. Immagina che la colonna vertebrale sia come un filo di perle che viene abbassato (o sollevato) uno per uno.

2. Immagina che la tua colonna vertebrale sia incollata al perimetro di una ruota; Mentre la ruota ruota dolcemente, ogni vertebra si muove una alla volta, sia che tu faccia un'impressione o che ti stacchi da terra.

MOVIMENTI DI BASE DEL METODO PILATES

Se non siete appassionati di Pilates, potreste scartare l'intero programma di esercizi per il core di questa modalità di fitness. Ma è un errore, perché tutti, indipendentemente dal tipo di allenamento scelto, possono trarre beneficio da alcuni esercizi di base del Pilates. In sostanza, questa metodologia di allenamento richiede una maggiore capacità di agilità fisica e dovrebbe essere praticata da tutti un po' più spesso.

"Con il Pilates, facciamo il nostro lavoro in modo eccentrico, che è come correre nel tempo", afferma Amy Jordan, creatrice di Wundabar Pilates. Con questo tipo di allenamento, al contrario di un singolo muscolo si reclutano gli stabilizzatori e bicipiti, quadricipiti e glutei.

"Nel Pilates si allungano i muscoli mentre li si scolpisce. Si tratta di come si lavora e di come si migliora di allenamento in allenamento. Bisogna pensare ai 'muscoli di corsa', come a una lampada, come a muscoli che si possono attivare con la mente", spiega Jordan. I muscoli 'stabilizzatori' su cui lavora il Pilates sono come un interruttore automatico perché richiedono un po' più di tempo per l'attivazione totale e si concentrano sul ventre trasversale [un muscolo profondo] o sul multifido [nella colonna vertebrale].

Spiega che questi "cambi di velocità" aiuteranno le persone a rinforzare il proprio corpo dalle lesioni, consentendo loro di utilizzare i muscoli stabilizzatori per compiere movimenti più ampi e fluidi. Ad esempio, tratto direttamente dalla lezione di Pilates di Jordan: l'uso dell'interno coscia per sollevare i piedi dal suolo permette ai muscoli del pavimento pelvico di spostarsi fino all'addome trasversale. Il Pilates è la chiave per stressare e far lavorare tutto il corpo in simultanea.

Ecco cinque esercizi di Pilates di base che chiunque può fare:

1. Planche

Questo è il primo esercizio fondamentale che bisogna eseguire per mettere forza sulle spalle. Fondamentale, è anche far fuoriuscire le scapole e restare con la testa che fissa il pavimento. Stendere le braccia e ruota i gomiti verso l'esterno, in modo che le fosse dei gomiti siano rivolte in avanti.

Allarga le scapolee spingi le spalle verso il basso. Mantenere il corpo in linea retta. Molto importante in questo esercizio, è l'inclinare il proprio corpo in avanti, trascinando i piedi e tenendo le braccia totalmente tese. Mantenete questa posizione per circa un minuto.

2. Sci alpino

Iniziare in posizione plank ed espira portando all'indietro il braccio mentre le ginocchia si piegano a sinistra - sci all'indietro. Inspira ed espira dal petto, inclinandoti verso destra. Quando fai un passo indietro, espira. Il trucco è posizionare una pallina a pochi centimetri sopra il ginocchio, o tra le ginocchia, per toccare meglio l'interno delle cosce. Fai dodici ripetizioni per 4 volte.

3. Criss Cross a Terra

Il criss cross a terra è un esercizio che lavora la muscolatura obliqua del tronco ed in parte il retto addominale.

Coricati di schiena (supini) con le mani dietro la nuca, i gomiti bene aperti e le gambe flesse con un angolo di 90° gamba-coscia e coscia-busto. Dovete Portare il gomito verso il ginocchio opposto, ritornare alla posizione di partenza e cambiare lato. La spalla si solleva dal suolo portando il gomito verso il ginocchio opposto che viene verso il busto, la gamba opposta si distende avanti. Inspirare quando si è a terra, espirare durante tutto il movimento.

Errore Frequente: Non chiudere i gomiti durante il movimento per non caricare il collo, la gamba che si distende deve restare alta (angolo di 30-40° rispetto al busto)

4. *Ponte sui Glutei*

Da posizione supina, piegare le ginocchia mettendo i piedi a terra a una distanza pari a quella del bacino. Posizionare le braccia ai lati, con i palmi rivolti verso il basso. Fare forza sui piedi, contrarre i glutei e i muscoli addominali e sollevare il bacino da terra, fino a quando il corpo non formi una linea dritta dal mento alle ginocchia. Restare con i muscoli in contrazione per qualche secondo e tornare alla posizione di partenza.

5. Variante Ponte sui Glutei ad una gamba sola

Eseguite sempre da posizione supina il ponte sui glutei, questa volta contraete maggiormente l'addome e I gluitei, distendete quindi una gamba sola. Rimanete in tale posizione per 30 secondi. Cambiate gamba. Svolgete tale esercizio 3 volte per gamba.

Errori frequenti: stendere eccessivamente la parte bassa della schiena, fare forza sulle dita dei piedi anziché sui talloni, non contrarre i glutei quando si è alla massima estensione.

PRINCIPI DI PILATES

Oltre alla sua capacità di tonificare il corpo, il Pilates è forse meglio conosciuto per i suoi sei principi guida.

In questo contesto, potresti essere sorpreso di scoprire che Joseph Pilates, l'uomo che ha sviluppato la tecnica, non ci pensava davvero.

I sei principi del Pilates (respirazione, concentrazione, controllo, precisione, centro e fluidità) sono stati stabiliti dagli studenti di Joseph. Hanno condensato le sue teorie in sei semplici idee per rendere il suo metodo accessibile alle future generazioni di studenti.

A causa del modo in cui questi sei concetti entrano in gioco, c'è qualche controversia all'interno del gruppo Pilates per quanto riguarda i titoli e il numero di questi concetti.

Tuttavia, la maggior parte degli insegnanti si identifica con i sei concetti di base, anche se sono spesso legati a cose diverse!

Il Pilates oggi e i sei principi

La nostra comprensione delle strutture della vita umana e del corpo in movimento si è evoluta in modo impressionante da quando Joseph iniziò a insegnare nel 1920.

Durante questo periodo, l'implementazione del metodo Pilates si è evoluta.

Oltre ad essere utilizzato per migliorare la forma fisica dei partecipanti, il Pilates è ora spesso una risorsa chiave per il recupero di persone gravemente lesionate o in fase di riabilitazione. Questo a volte implica una modifica radicale degli esercizi e una deviazione dal repertorio d'origine!

Detto questo, e dati tutti i progressi scientifici, il Pilates di oggi rimane in gran parte fedele a questi sei pilastri di base.

La prova è che Joseph era un uomo di gran lunga all'avanguardia circa sui tempi. Per molti fu considerato un visionario nel suo campo.

Qui esaminiamo questi sei concetti in modo più approfondito. Li confrontiamo con la ricerca e chiariamo cosa significano per noi di Full Pilates.

Le 6 regole del Pilates:

1. Rilassati

Se pensiamo al Pilates, spesso ci viene in mente l'immagine dell'incredibile respiro interiore e dell'espirazione della pratica delle "centinaia". Quindi non sorprende che la "respirazione" sia stata uno degli aspetti più importanti del Pilates per Joseph.

Anzi, si dice che abbia detto: "La respirazione è il primo atto della vita, e l'ultimo, quindi è necessario soprattutto, è imparare a respirare correttamente".

Al Full Pilates, il rilassamento è importante per noi come lo era per Joseph. Ad ogni modo, oggi, grazie a rivelazioni logiche, capiamo esattamente perché è così essenziale respirare magnificamente.

Le cattive abitudini respiratorie possono avere un impatto su qualsiasi parte del corpo, dall'aggravamento di problemi posturali al danneggiamento della salute del nostro pavimento pelvico. Migliorarli può anche cambiare radicalmente il nostro benessere.

Anche il nostro modo di respirare può influenzare la nostra capacità di spostamento e movimento. Cercare di piegare il corpo con una boccata d'aria non ti porterà da nessuna parte. Basta respirare lentamente e completamente, e il diaframma si muoverà senza sforzo.

La respirazione rapida può anche aiutare a stimolare questi muscoli profondi, importanti ma difficili da raggiungere durante gli esercizi addominali.

Gli effetti comportamentali di modelli di rilassamento sani non possono essere sopravvalutati, come hanno dimostrato recenti ricerche sulla consapevolezza e la meditazione.

L'inalazione rapida e graduale invia messaggi al cervello per raffreddarsi. Ciò implica che le sane abitudini di rilassamento acquisite dal Pilates contribuiranno a ridurre la tensione. Il nostro benessere fisico e mentale sono strettamente collegati.

Non sorprende quindi scoprire che imparare a respirare correttamente è un elemento essenziale per consentire alle persone di raggiungere i loro obiettivi. Che si tratti di guarire le lesioni o migliorare la salute fisica.

2. Concentrazione

Chiunque abbia mai seguito un corso di Pilates dovrebbe sapere che questo tipo di esercizio richiede una concentrazione totale. Prova a far roteare le gambe in aria mantenendo il bacino fermo e le spalle rilassate. Ho reso l'idea!

Tuttavia, per Joseph, la "concentrazione" non si limita all'impegno necessario per l'effettiva esecuzione di ogni esercizio.

In effetti, sentiva che era importante per i suoi studenti concentrarsi costantemente sulle loro attività corporee in modo che potessero godere dei benefici mentali e fisici del Pilates.

In Sintesi:

Ancora una volta, Joseph sembra aver anticipato tutti.

Grazie al nuovo flusso di studi clinici sulla consapevolezza e la meditazione, ora sappiamo che questo tipo di "azione consapevole" allevia la tensione, la pressione sanguigna e ci aiuta a controllare meglio il dolore.

Concentrarsi sul proprio corpo durante gli esercizi di Pilates – piuttosto che preoccuparsi di problematiche esterne come il lavoro ordinario – ha spesso altri benefici.

Mantenendo la mente sgombra di pensieri, puoi iniziare a capire meglio quali movimenti stai eseguendo e su quali muscoli ti stai concentrando. Ciò aumenterà la consapevolezza del tuo corpo, aiutandoti a diventare più efficiente nei tuoi movimenti quotidiani, sia che si tratti di sederti alla scrivania o di correre una mezza maratona.

A Full Pilates, consideriamo questa consapevolezza del corpo un modo ideale per imparare a rilassare e rafforzare i muscoli.

Il Pilates è spesso associato all'idea di "distruggere" gli addominali o di "ruotare" il pavimento pelvico, ma siamo d'accordo che imparare svagare, rilassare e lasciare andare i propri pensieri, concentrandosi solo sugli esercizi è altrettanto essenziale per migliorare il benessere fisico generale e mentale.

3. Il kernel

La teoria del kernel è legata al principio della "powerhouse" nel metodo Pilates.

Per Joseph, quest'area era un rettangolo che copriva il centro del corpo, dalle spalle alla base delle articolazioni dell'anca, dalla parte anteriore alla bassa della schiena. È da questa "scatola" che devono essere eseguiti gli esercizi del repertorio Pilates.

Per controllare quest'area, gli educatori possono suggerirvi di "tirare dentro" o "scavare dentro" gli addominali.

Sebbene queste indicazioni siano fatte con le migliori aspettative (richiamare il core, tonificare gli addominali e fissare la parte bassa della schiena), in realtà possono avere un effetto negativo sul corpo.

In Sintesi:

Grazie all'evoluzione della ricerca - come questa analisi di come il tentativo di sollevare il pavimento pelvico provochi un abbassamento dello stesso - oggi sappiamo che questi segnali non sono sempre molto efficaci. Solo l'azione del diaframma sarà ostacolata dalla mobilizzazione dei muscoli addominali. Quindi non c'è nessun six pack che ne valga la pena.

Il concetto di attivazione del tronco si è spesso evoluto radicalmente nel tempo. Ora ci rendiamo conto che i muscoli hanno bisogno di rilassarsi e contrarsi, anche durante la sessione di Pilates.

Per molte persone che si stanno riprendendo da un trauma, anche superare un blocco mentale è un aspetto essenziale della guarigione ed è fondamentale farsi coraggio.

Adottando buone abitudini di respirazione che vi aiutino a collegarvi al vostro core, potete creare una base flessibile e stabile per i vostri movimenti, senza stressare l'addome danneggiandolo.

4. Potenza e Controllo

Pilates era originariamente chiamato Contrology, quindi non c'è da meravigliarsi che una delle sue idee chiave sia il "controllo".

Joseph ha sottolineato l'importanza di controllare intenzionalmente ogni sviluppo e aspetto del corpo durante l'esecuzione di ogni esercizio di Pilates.

Ha anche progettato dispositivi Pilates proprio per questo scopo. È necessaria una regolazione completa del corpo in modo che le carrucole e le molle delle macchine scivolino senza intoppi.

Ma per lui, il potere non è limitato al corpo.

Romana Kryzanowska, una delle sue prime alunne, una volta disse: "Il Pilates è rilassamento, potenza ed energia. Il Controllo è l'elemento più importante, perché fa appello alla mente.

Come per altri valori, Joseph chiese ai suoi studenti di stabilire forte correlazione tra mente e corpo.

Per fare questo, ha affermato che le persone nella classe di Pilates dovevano esercitare il potere del subconscio visualizzandoli nella mente, riproducendoli poi con il corpo.

In breve:

Usiamo questo concetto in Full Pilates per aiutare le persone a riconnettersi con i loro corpi.

Questo è particolarmente importante per i clienti che sentono che il loro corpo è fuori equilibrio a causa di lesioni, malattie, maternità o anni di inattività.

Ottenendo questo grado di controllo attraverso il Pilates, i nostri clienti trovano spesso modi nuovi e più efficienti di muoversi.

E non sono solo i bambini a rivendicarlo. Ci sono prove a sostegno di questo.

Per quanto riguarda l'apprendimento di tutte le nuove abilità di movimento, gli allenamenti Pilates le " inseriscono dolcemente" nel cervello, assicurando che si tratti sempre di uno sforzo intenzionale. Con il tempo, vengono "cablati" nel cervello e diventano automatici.

Per coloro che si stanno riprendendo da un infortunio, imparate a regolare la vostra attività attraverso il Pilates, e gradualmente questi movimenti regolari possono diventare una parte ordinaria della vostra vita. Lo stesso vale per coloro che stanno semplicemente cercando di rassodare e tonifiCcare il loro corpo e la loro mente facendo esercizi di Pilates più avanzati.

La prossima volta che sarete appesi a testa in giù a uno strano marchingegno, ricordate che serve a ricablare il vostro cervello.

5. Accuratezza/Precisione

A differenza di altre attività fisiche, il Pilates permette di lavorare in modo molto specifico e coerente. Gli insegnanti dell'approccio Joseph cercano anche le forme e i modelli di espressione prodotti dal corpo. Lo fanno annodando e raddrizzando in modo inequivocabile durante la lezione, con gli educatori che richiamano regolarmente l'attenzione sui muscoli e sulle ossa che dovrebbero lavorare in ogni momento in modo corretto.

Joseph ha detto che l'attenzione alle buone pratiche e all'azione ha permesso ai suoi studenti di abbandonare gli attuali comportamenti negativi e di imparare a camminare in modo diverso.

In breve :

Siamo completamente d'accordo con Joseph che il metodo Pilates permette al corpo di essere ri-educato attraverso il movimento.

Il nostro obiettivo in Full è quello di utilizzare le ultime ricerche per farti progredire nel modo più efficiente possibile. E, anche se non stiamo cercando il "Teaser" più bello, vogliamo precisione nell'esecuzione di ogni esercizio.

L'accuratezza nell'esecuzione è dipesa dal nostro livello di partenza, dalle nostre abilità e dal tempo che dedichiamo a questo magnifica attività.

La scienza dimostra che la ripetizione è chiave per il successo. Solo ripetendo, senza scoraggiarsi, permetterà a noi di migliorare e di rendere sempre più fluido e naturale l'esecuzione di ogni esercizio, via via sempre più complesso.

Così, non appena il corpo viene impegnato in questi esercizi di Pilates, attività più generiche - muoversi, accovacciarsi, saltare - diventano immediatamente maggiormente accessibili.

6. Fluidità dei movimenti

Uno degli obiettivi principali del Pilates è quello di incoraggiare il corpo a muoversi con facilità e naturalezza, anche nelle situazioni più difficili.

Dato che molti dei primi clienti di Joseph Pilates erano studenti di danza classica, non sorprende che l'attenzione si concentri sulla danza elegante e aggraziata.

In sintesi :

Per noi di Full, fluidità significa facilità di movimento, sia all'interno che all'esterno della sala.

Non ci preoccupiamo troppo della tua bellezza sull'attrezzatura, anche se è sempre bello da vedere. Invece, ci concentriamo sull'esecuzione di serie di allenamento biomeccanicamente ottimali..

Detto questo, il "flusso" è ancora davvero necessario per noi da osservare.

La capacità di eseguire senza sforzo movimenti che richiedono la gestione di diverse parti del corpo indica che il corpo ora capisce istintivamente cosa deve fare.

Questo ci dimostra che tutti questi innumerevoli segnali hanno dato i loro frutti, perché ora sai quando esercitare la tua energia, quanto è corretto e da dove proviene ogni azione.

La cosa più importante per noi è che sarai pronto a raggiungere prestazioni medie - o eccezionali se sei uno dei nostri clienti atleti - se hai un bambino o se prendi un manubrio da 100 kg in palestra, in modo sicuro ed efficiente.

Se sei come noi, questo è un incentivo più che sufficiente per farci tornare nella sala Pilates.

ESERCIZI DI RISCALDAMENTO E DEFATICAMENTO

Le attività di riscaldamento rafforzano il corpo e la mente, collegandoti al tuo potere e stabilendo la consapevolezza necessaria per ottenere il massimo dalla tua pratica di Pilates. Il riscaldamento attiva i gruppi muscolari essenziali per preparare il corpo, mobilita delicatamente la colonna vertebrale e inizia a generare calore nel corpo. Gli esercizi ti permettono di lasciare andare le distrazioni e concentrarti su te stesso e sui movimenti per preparare la mente. Non dimenticare il riscaldamento! Allo stesso modo, il ritorno alla calma è importante. I nostri esercizi calmanti includono delicati allungamenti per i muscoli della fronte e dell'anca, e questi tratti dovrebbero essere eseguiti lentamente concentrandosi sulla respirazione e sulla centratura della mente. Questi allungamenti rilasseranno tutti i muscoli che sono stati attivi durante la pratica del Pilates.

STRETCHING (WARM-UP)

In questo esercizio, coordini consapevolmente la respirazione con l'arricciamento e l'inarcamento della colonna vertebrale (flessione ed estensione).

Focus :

L'avvolgimento e l'arco (flessione ed estensione) mobilitano la colonna vertebrale e coordinano la respirazione ad ogni movimento.

Ripetizioni

3-5

Visualizzazione

Immagina di spingere indietro il pavimento e sollevare la gabbia toracica verso il soffitto mentre contrai gli addominali. Quindi tenere gli addominali tirati verso la colonna vertebrale sollevando la testa e il coccige verso il tappetino e rilasciando la gabbia toracica.

Precauzioni

Se si soffre di disagio o lesioni al ginocchio, potrebbe essere necessario inginocchiarsi su un cuscino o una coperta, o eseguire questo esercizio in piedi su una sedia con le gambe divaricate. Se hai problemi con la parte bassa della schiena, assicurati di limitare il movimento alla gamma di movimento senza dolore.

1. Mettiti nella posizione a quattro zampe con le mani direttamente sotto le spalle sul tappetino e le ginocchia direttamente sotto i fianchi. Il bacino e la colonna vertebrale dovrebbero essere neutri, in modo da poter flettere i fianchi di 90 gradi. Abbassate le spalle e portate l'ombelico sopra la colonna vertebrale. Inspirate in questa posizione. Inspirare in questa posizione.
2. Usare i muscoli addominali durante l'espirazione per piegare il coccige verso il basso e arrotondare (flettere) la colonna vertebrale, lasciando cadere la testa tra le braccia.
3. Rimani in questa posizione e inspira, sentendo i muscoli allungarsi dalla schiena.
4. Espira di nuovo, tieni impegnati i muscoli addominali e solleva il coccige e la testa per srotolare la colonna vertebrale attraverso la posizione neutra in una posizione leggermente arcuata (estesa) con il coccige e una testa leggermente sollevati.
5. Inspirare e ripetere il movimento.

I muscoli addominali vengono utilizzati per generare e controllare il movimento. La contrazione dei muscoli addominali avvia la flessione e un leggero rilassamento dei muscoli addominali con la contrazione dei muscoli della schiena consente alla colonna vertebrale di espandersi.

DA FARE : mantenere una colonna vertebrale neutra, che include i muscoli addominali.

DA NON FARE: Smettere di contrarre i muscoli addominali o lasciare che la colonna vertebrale si estenda troppo.

WATCHDOG (RISCALDAMENTO)

Il watchdog migliora la forza e l'equilibrio del tronco. Mentre il braccio e la gamba opposti si sollevano dal pavimento, la colonna vertebrale e il bacino devono rimanere stabili. Fai attenzione a non ruotare in nessuna direzione, inarcare la schiena o piegare la colonna vertebrale quando il braccio e la gamba si sollevano verso l'altra estremità.

Focus:

Mantieni la colonna vertebrale neutra e mantieni il peso bilanciato al centro del tappetino.

Ripetizioni:

6-8

Visualizzazione

Immagina i tuoi muscoli addominali che si avvolgono come un corpetto intorno all'addome e alla schiena. Quindi immagina che questo corpetto ti mantenga fermo e stabile quando allunghi braccia e gambe. Immagina una colonna vertebrale più lunga.

Precauzioni

Se soffri di disagio o lesioni al ginocchio, puoi inginocchiarti su un cuscino o una coperta o eseguire questo esercizio in piedi su una sedia con le mani.

1. Mettiti a quattro zampe, le mani direttamente sotto le spalle sul tappetino e le ginocchia direttamente sotto i fianchi. Il bacino e la colonna vertebrale dovrebbero essere neutri e dovresti flettere i fianchi di 90 gradi. Abbassare le spalle e tirare l'ombelico sulla colonna vertebrale. Inspirare in questa posizione.

2. Solleva il braccio destro di fronte a te mentre espiri e contemporaneamente solleva la gamba sinistra da terra dietro la schiena per creare una lunga linea tra la punta delle dita della mano destra e le dita del piede sinistro. Mantieni una colonna vertebrale neutra e rivolgiti verso il tappetino con le spalle e i fianchi.

3. Inspirare quando si ritorna alla posizione a quattro zampe. Controlla che il bacino e la colonna vertebrale siano neutri.

4. Espira sollevando il braccio sinistro in avanti ed estendendo la gamba destra in avanti senza cambiare la forma della colonna vertebrale o ruotare la powerhouse.

5. Inspirare quando si ritorna alla posizione a quattro zampe.

DA FARE : Tieni le spalle abbassate e allunga il collo.

DA FARE : Mantenere una colonna vertebrale neutra che includa anche i muscoli addominali.

DA FARE : allungare la gamba fino in fondo, se possibile.

DA NON FARE: Inarcare la schiena quando si solleva la gamba (allungare la colonna vertebrale).

DA NON FARE: In nessun momento durante l'esercizio, non lasciare che la testa o le tronco cadano verso il tappetino.

PLANCHE CORTO (RISCALDAMENTO)

Il planche corto mira a rafforzare i muscoli addominali, il tronco e i muscoli intorno alle spalle, al fine di migliorare la postura. Contraendo gli addominali, prendiamo di mira lo strato più profondo degli addominali. Inoltre, quando le scapole sono tenute piatte sulla schiena, non sporgono dai due lati inferiori, allenando così i muscoli per una migliore postura.

Focus

Le articolazioni delle spalle e le scapole devono rimanere stabili, la colonna vertebrale deve essere neutra e il tronco deve essere compatto.

Ripetizioni

3-5

Visualizzazione

Immaginate di staccarvi dal pavimento per coinvolgere i muscoli stabilizzatori intorno alle scapole, senza arrotondare la colonna vertebrale. Immaginate che i muscoli addominali tirino così tanto verso il collo da farvi levitare e librare appena sopra il suolo.

Precauzioni:

Potrebbe essere necessario inginocchiarsi su cuscini o una coperta se si ha disagio o un infortunio al ginocchio.

1. Mettiti a quattro zampe, le mani direttamente sotto le spalle sul tappetino e le ginocchia direttamente sotto i fianchi. Piega i piedi e rimboccati le dita dei piedi. Il bacino e la colonna vertebrale dovrebbero essere neutri, in modo da poter flettere i fianchi di 90 gradi. Abbassa le

spalle e tira l'ombelico sulla colonna vertebrale. Inspirare in questa posizione.

2. Premi le mani e i piedi mentre espiri per sollevare le ginocchia a pochi centimetri dal pavimento. Mantieni una colonna vertebrale neutra e attiva l'interno coscia. Immagina una pallina da ping-pong stretta tra le cosce.

3. Abbassa le ginocchia sul tappetino, mantenendo il tronco impegnato mentre inspiri.

DA FARE: Mantenere una colonna vertebrale neutra, contraendo i muscoli addominali.

DA FARE: allungare la colonna vertebrale dalla testa al coccige.

DA FARE: Mantenere la parte posteriore delle scapole (scapole) piatta.

DA NON FARE: quando sollevi le ginocchia dal tappetino, arrotonda la colonna vertebrale e non sollevare i fianchi sopra le spalle.

DA NON FARE: Lasciare che la gabbia toracica si contragga verso il tappetino, l'arco dorsale o le scapole.

DEMI-CYGNE (RISCALDAMENTO)

Il DEMI-CYGNE mobilita la parte superiore della schiena in estensione (colonna vertebrale) mentre stabilizza la parte bassa della schiena e il bacino. Questa combinazione di rafforzamento dei muscoli della parte superiore della schiena e stabilizzazione della parte bassa della schiena e del bacino crea una bella postura e allevia la tensione nel collo.

Focus:

È sufficiente sollevare la testa e le spalle dal tappetino, senza sollevare le costole inferiori dal tappetino.

Ripetizioni

4-6

Visualizzazione

Immagina che sollevando le spalle dal tappetino, la colonna vertebrale si allunghi. Immagina di raggiungere il tuo cuore per aprire le spalle e il petto.

Precauzioni

Le persone con alcuni problemi al collo o alla schiena possono trovare scomodo il punto di partenza. Se hai problemi con il collo, puoi posizionare un cuscino sotto la testa. Se avverti dolore nella parte bassa della schiena, prova a posizionare un cuscino sotto le ossa dell'anca.

1. Sdraiatevi a pancia in giù con le gambe unite o leggermente divaricate se più comodo. Appoggiate le mani all'esterno delle spalle e tirate il bacino verso la colonna vertebrale. Controllate le gambe, ma non sollevatele.

2. Dalla posizione di partenza, inspirare dal naso senza fare alcuna correzione. Ricordatevi di rimanere distesi.

3. Premi le mani mentre espiri e usa i muscoli della parte superiore della schiena per sollevare la testa e le spalle dal tappetino. Tieni il petto aperto ma chiudi le costole.

4. Inspirare, mantenere la posa in questa posizione.

5. Espira e abbassa la testa e le spalle fino alla posizione di partenza.

DA FARE : Tenete le braccia basse e usate i muscoli della schiena,, per sollevare il tappetino.

DA FARE : Mantenere i muscoli addominali (dall'ombelico alla colonna vertebrale) impegnati mentre si estende la colonna vertebrale.

DA NON FARE: Per evitare di allungare troppo il collo, non alzare troppo il mento.

DA NON FARE: sollevare le gambe dal tappetino.

RITORNO ALLA CALMA: ALLUNGAMENTO DEI MUSCOLI FLESSORI DELL'ANCA

Gli allungamenti dell'anca rilassano e sciolgono i gruppi muscolari che in molti esercizi di Pilates sono attivi nella stabilizzazione del bacino. Quando i muscoli del bacino sono tesi, possono esercitare una trazione sul bacino o sulla fascia lombare, contribuendo a provocare dolore o fastidio nella parte bassa della schiena. Questo esercizio allunga questi muscoli per sciogliere ogni tensione indebita intorno alle anche, creando un senso di libertà sia nelle anche che nella parte bassa della schiena.

Focus:

Dopo un intenso allenamento, rilassare i muscoli nella parte anteriore dei fianchi.

Ripetizioni

Da 20 a 40 secondi su ciascun lato, da 3 a 4 volte

Visualizzazione

Immaginate che il vostro muscolo sia un gomitolo di lana annodato. Immaginate che il nodo si allenti leggermente a ogni espirazione.

Precauzioni

Se avete subito una protesi d'anca o una lesione grave all'anca, consultate il vostro medico prima di eseguire questo esercizio Di stretching.

1. Chinati su entrambe le ginocchia, quindi sposta un piede in avanti per raddrizzare su un ginocchio. Il ginocchio in piedi dovrebbe essere direttamente sotto l'anca e il femore dovrebbe formare un angolo

retto tra le due ginocchia. Se la coordinazione è difficile, usa una sedia per sostenerti. In caso contrario, metti una mano sul ginocchio anteriore.

2. Respirando fluidamente, preferibilmente inspirando attraverso il naso ed espirando attraverso la bocca, muoversi lentamente sul ginocchio anteriore, assicurandosi di mantenere il busto il più verticale possibile. Sentirai un allungamento nella parte anteriore dell'anca.

3. Mentre continui a respirare delicatamente, premi il piede anteriore per uscire leggermente dall'allungamento e poi torna in posizione. Ripeti l'esercizio 3 o 4 volte, usando una sedia di equilibrio e supporto se necessario.

4. Fai lo stesso con l'altra gamba.

DA FARE: Per sostenere l'allungamento, utilizzare i muscoli con l'ausilio di un appoggio.

DA FARE: Respira! Il rilassamento è essenziale durante lo stretching.

DA NON FARE: Fare stretching senza alcun supporto.

ALLUNGAMENTO LATERALE DELL'ANCA (RECUPERO)

Mentre il precedente allungamento dell'anca ha aiutato a rilassare lo psoas e i flessori dell'anca, questi allungamenti per i lati dell'anca aiutano a rilasciare la tensione che molte persone sentono nei muscoli glutei. Questi tratti rilassano anche la fascia nella parte bassa della schiena, che può aiutare ad alleviare la tensione nella parte bassa della schiena.

Focus

Dopo un intenso allenamento, rilassa i muscoli ai lati dei fianchi.

Ripetizioni

Da 20 a 40 secondi su ciascun lato

Visualizzazione

Immagina che il tuo muscolo sia un gomitolo di lana annodato. Immagina che il nodo si allenti leggermente ad ogni espirazione.

Precauzioni

Se hai avuto una protesi dell'anca o una lesione significativa dell'anca, consulta il tuo medico prima di provare a fare questo stretching.

1. Sedersi in posizione eretta su una sedia, con le ginocchia piegate e i piedi appoggiati sul tappetino anteriore. Quindi, sovrapporre una caviglia al ginocchio opposto; l'altra caviglia è sotto l'altro ginocchio. Gli stinchi sono in linea con il busto.
2. Mentre si respira fluidamente, lasciare che la gravità sposti la parte superiore del ginocchio più vicino alla caviglia inferiore. Rimani qui

per qualche respiro, lasciando che il tuo corpo si rilassi e il tuo centro mentale.

3. Porta la caviglia destra a sinistra e la caviglia sinistra a destra per impilare le ginocchia una sopra l'altra al centro del busto.

4. Respirare delicatamente. Rimani in allungamento per qualche istante e rilassati (facoltativo: piegati in avanti per intensificare l'allungamento).

5. Ripeti tutti i tratti con l'altra gamba in cima.

DA FARE: Respira! Il relax è essenziale.

DA NON fare: Non forzare lo stretching se hai dolore al ginocchio.

PROGRAMMA INTRODUTTIVO

Questo programma fornisce una solida base per la tua pratica di Pilates, con esercizi incentrati sul rafforzamento del core e della tecnica corretta. La maggior parte degli esercizi sono versioni modificate dei loro equivalenti più avanzati per aiutare a costruire forza e consapevolezza senza aumentare la difficoltà troppo rapidamente. Aspettatevi che alcuni esercizi siano più facili di altri. Questo è del tutto normale, perché tutti abbiamo un corpo diverso e un patrimonio genetico che, in un certo senso, ci consente di muoverci più comodamente degli altri.

Ecco perché abbiamo incluso esercizi che mobilitano la colonna vertebrale in tutte le direzioni mentre sviluppano la forza in tutta la gamma di movimento. Se riesci a eseguire gli esercizi introduttivi con la forma corretta e la facilità, sei pronto per passare al livello successivo!

SEQUENZA INTRODUTTIVA AL PROGRAMMA

Questa sequenza introduttiva insegna i fondamenti del Pilates con particolare attenzione al posizionamento del corpo in tutti gli esercizi. Ti permetterà di costruire una solida base che ti aiuterà a raccogliere tutti i benefici che il Pilates ha da offrire. Guardando il piano di sequenza, noterai che introduce tutti i movimenti della colonna vertebrale: flessione in avanti, flessione all'indietro e flessione laterale. Inizierai a imparare come la tua powerhouse ti supporta in tutti i movimenti che incontri nella vita quotidiana.

Se hai problemi a eseguire alcuni elementi della tecnica Pilates, non importa! Sii paziente. Prendi nota di ciò che trovi complicato e prenditi il tempo per fare gli esercizi correttamente. Non preoccuparti delle transizioni a questo livello. È più importante ottenere la tecnica nel tuo corpo. Dopodiché, le evoluzioni dei movimenti avverranno naturalmente.

I CENTO, MODIFICATI

Le gambe sono completamente estese nella versione completa dei 100, ma a questo livello le gambe rimangono piegate per ridurre il carico sui muscoli addominali. Quando sono distese, le gambe sono più pesanti; tenendole piegate, ci si può concentrare sul mantenimento dei muscoli addominali il più possibile piatti.

Focus

Mantieni i muscoli addominali impegnati e tirati piatti sulla colonna vertebrale e mantieni le spalle e la tensione nel collo per i 100 colpi.

Ripetizioni

10 serie da 5 inspirazioni e 5 espirazioni, fino a 100

Visualizzazione

Immagina di far rimbalzare le braccia su una palla sotto le tue braccia. Immagina che i tuoi addominali diventino sempre più piatti man mano che progredisci.

Precauzioni

Se un medico ti ha consigliato di non sollevare la testa dal tappetino, evita questo esercizio. Se un medico ti ha anche consigliato di non flettere la colonna vertebrale, evita questo esercizio.

1. Sdraiati sulla schiena con le ginocchia piegate e i piedi piatti sul pavimento, gambe divaricate. Mantenere una posizione neutra sul bacino. Coinvolgi i muscoli addominali, appiattiscili e avvicina i fianchi alle costole. Le braccia dovrebbero essere lungo il corpo.

2. Sollevare una gamba, poi l'altra in modo che le anche e le ginocchia siano piegate a 90 gradi, parallele al pavimento e agli stinchi. Non lasciare che le ossa dell'anca escano dalla linea dalle spalle.

3. Durante l'inspirazione, portare il mento verso il petto, allungando il collo.

4. Usa i muscoli addominali per sollevare la testa e le spalle dal tappetino espirando, sollevando contemporaneamente le braccia all'altezza delle spalle mantenendo una forte connessione tra costole e fianchi.

5. Per 5 conteggi, fare 5 brevi respiri d'aria dal naso, sollevare e abbassare leggermente le braccia.

6. Quindi, continuando il movimento di pompaggio delle braccia, espirare per 5 volte attraverso la bocca, soffiando un po' d'aria ogni volta. Continua per altre 9 serie.

7. Dopo l'ultima serie, respira ancora più profondamente per sollevare la testa e le spalle dal tappetino.

8. La testa e le spalle vengono riportate sul tappetino durante l'espirazione. Gira una gamba verso il tappetino, poi l'altra.

DA FARE: mantenere forte la connessione addominale durante l'esercizio.

DA NON FARE: Lasciare uscire le costole, lasciare che le ossa dell'anca cadano fuori dalle costole o lasciare che la parte bassa della schiena si inarchi (si estenda).

STOP: Se diventa troppo difficile.

IL ROLL-UP o ROLL-UP MODIFICATO

Il roll-up consiste in due abilità distinte: rotolare sulla schiena e rotolare sulla schiena da una posizione seduta. Il roll-up completo si trova nel livello 1. Nel programma introduttivo, abbiamo modificato il roll-up per sollevare solo la testa e le spalle dal tappetino. Concentrandosi su una mezza oscillazione, si costruisce forza mantenendo L'addome contro la colonna vertebrale e le braccia in forma corretta. Una volta acquisita la padronanza dell'esecuzione di questa versione modificata, sarete pronti per la sfida della distensione completa.

Focus

Crea una curva della colonna vertebrale liscia e uniforme mantenendo addominali piatti e respirazione fluida.

Ripetizioni

4-6

Visualizzazione

Immaginate che la vostra colonna vertebrale sia un filo di perle che si solleva da un cassettone, una perla alla volta, e si riposa, una perla alla volta.

Precauzioni

Le persone con lesioni al collo possono saltare questo esercizio e passare a Roll Like a Ball. Se ti è stato consigliato di evitare rotazioni dovute a danni alla schiena o al disco, evita questo esercizio fino a quando un professionista del settore non ti ha autorizzato a farlo. Lavorare sempre entro un raggio di movimento non doloroso.

1. Inizia sdraiandoti sulla schiena, le ginocchia piegate e i piedi piatti sul pavimento, l'uno contro l'altro. Il bacino è neutro così come la colonna vertebrale.

2. Tirate leggermente il mento verso l'interno mentre inspirate e contraete i muscoli addominali.

3. Sollevare la testa e il collo del tappetino mentre si espira, mantenendo il bacino neutro.

4. Inspirare per mantenere la posizione.

5. Espira per portare la testa e le spalle verso il tappetino (controllando il movimento)

DA FARE: Mantenete il mento all'interno del petto.

DA FARE: Mantenete la pancia allineata alla colonna vertebrale.

DA FARE: Concentrati su una curva liscia e costante della colonna vertebrale.

DA NON FARE: Lascia che i muscoli addominali si contraggono e si rilassino.

NON FARE: "Togli la testa e le spalle dal tappetino" - mantieni la curva della colonna vertebrale.

L'INVERSIONE MODIFICATA

Questo movimento rafforza i muscoli dell'addome inferiore per prepararsi alla completa inversione, che è al livello 2. Questo è un esercizio impegnativo progettato per rafforzare gli addominali inferiori e il core e per sviluppare il controllo e la flessibilità della colonna vertebrale. Questa versione modificata ti aiuterà a sviluppare la forza necessaria per eseguire l'inversione completa in modo accurato e senza lesioni.

Fuoco

Mantieni gli addominali piatti e il controllo del core mentre alzi e abbassi i fianchi. Concentrati sull'esecuzione lenta e controllata del movimento, usando i muscoli addominali per sollevare i fianchi.

Ripetizioni

6-8

Visualizzazione

Immagina di tirare le dita dei piedi verso il soffitto.

Precauzioni

Se hai problemi con la parte bassa della schiena, inizia con i fianchi leggermente sollevati o salta del tutto questo esercizio.

1. Sdraiati sulla schiena con le gambe piegate , i piedi piatti sul pavimento e le braccia lungo il corpo.Inspirate sentendo la lunghezza della colonna vertebrale, poi espirate impegnando i muscoli addominali per appiattire la schiena sul tappetino e far rotolare le ossa delle anche verso le costole.

2. Inspirate mentre sollevate una gamba verso il tappetino, poi espirate per portare l'altra gamba verso l'alto.

3. Inspirare, espirare e raddrizzare leggermente le ginocchia, quindi incrociare la caviglia destra sulla caviglia sinistra e allungare le gambe verso il soffitto.

4. Rafforzare la connessione addominale, inspirare per avvicinare la pancia alla colonna vertebrale.

5. Usa i muscoli addominali mentre espiri per contrarre gli addominali e sollevare i fianchi dal tappetino, allungando le dita dei piedi verso il soffitto mantenendo le gambe leggermente piegate.

6. Inspirare e riportare i fianchi sul tappetino.

7. Cambia il piede dopo 3 o 4 ripetizioni, quindi ricomincia.

DA FARE : Tieni gli addominali piatti e apri le spalle.

DA NON FARE: affidati allo slancio per sollevare le gambe.

DA NON FARE: Mettere un peso eccessivo sulle braccia o sollevare le spalle dal tappetino.

TORSIONE DELLA COLONNA VERTEBRALE, MODIFICATA

La torsione della colonna vertebrale insegna la rotazione pura della colonna vertebrale attraverso l'azione controllata dei muscoli addominali. Allena anche i muscoli addominali profondi e i muscoli spinali per sostenere il corpo nel corretto allineamento e postura. In questa versione modificata, l'esercizio viene eseguito in posizione seduta per eliminare qualsiasi disagio ai fianchi o alle gambe.

Fucus

Isolare la rotazione della colonna vertebrale al di sopra del bacino senza che i fianchi si muovano (estensione della colonna vertebrale) o si pieghino di lato.

Ripetizioni

4-6 In ogni direzione

Visualizzazione

Immaginate che lo spazio tra ogni vertebra aumenti durante il movimento. Durante l'esercizio, immaginate di diventare più alti o di salire a spirale verso l'alto.

Precauzioni

Se ti è stato consigliato di evitare rotazioni dovute a danni alla parte bassa della schiena o al disco, non fare questo esercizio fino a quando un operatore sanitario non ti ha autorizzato a farlo. Lavorare sempre entro un raggio di movimento non doloroso.

1. Sedersi su una sedia, o sul pavimento con le ginocchia piegate e i piedi piatti, o su cuscini per mantenere il bacino e la colonna vertebrale

il più possibile neutri, con le gambe il più possibile dritte. Idealmente, le gambe dovrebbero cercare di stringersi, ma è consigliabile separarle leggermente se non si hanno problemi.

2. Estendi le braccia ai lati, in modo da poter ancora vedere le dita nella visione periferica. Tira i muscoli addominali, fai scorrere le braccia lungo la schiena (scapole verso il basso) e siediti il più in alto possibile, estendendo la testa verso l'alto.

3. Inspira tre volte di seguito, come se stessi prendendo tre respiri d'aria attraverso il naso per riempire i polmoni (questo suona come una respirazione centrata e modificata). Gira la colonna vertebrale a sinistra mentre respiri lasciando che i fianchi si muovono. Inspirare altre due volte alla fine della rotazione e aumentare delicatamente l'ampiezza della rotazione. Gira anche la testa a sinistra e guarda verso le dita a sinistra.

4. Espira delicatamente ruotando la colonna vertebrale nella direzione opposta per tornare alla posizione di partenza. Assicurati che le scapole siano abbassate e che i muscoli addominali siano piatti.

5. Ripeti il movimento verso destra, espirando lentamente 3 volte mentre ti giri a destra ed espiri per tornare alla posizione di partenza.

DA FARE : Eseguire una rotazione delicata impegnando i muscoli addominali.

DA FARE : allungare la colonna vertebrale prima che inizi il movimento.

DA NON FARE: fare affidamento sulla quantità di moto o sul rimbalzo alla fine dell'intervallo di rotazione.

DA NON FARE: Ruota il bacino! Muovere le ginocchia o i piedi indica che il bacino sta probabilmente ruotando.

CERCHI CON UNA GAMBA SOLA, MODIFICATI

I cerchi di una gamba, un esercizio di livello 1, testano la stabilità del busto contro il movimento delle gambe, promuovendo così la parte bassa della schiena. Questo esercizio è ideale per migliorare l'equilibrio. Nella versione modificata, il ginocchio è piegato per alleggerire i muscoli addominali del peso delle gambe.

Ciò consente di concentrarsi sulla gamma di movimento piuttosto che sulla stabilità. All'inizio, i cerchi dovrebbero essere di piccole dimensioni, in modo da poter lentamente acquisire forza e stabilità.

Focus

Mantieni il bacino e la colonna vertebrale neutri e stabili di fronte al movimento circolare delle gambe.

Ripetizioni

Da 4 a 6 su tutti i lati, in ogni direzione

Visualizzazione

Immagina che il bacino e il coccige siano molto pesanti e immobili per mantenere la stabilità del bacino neutro. Immagina di attaccare una matita al femore e disegnare piccoli cerchi sul soffitto.

Precauzioni

Se soffri di instabilità della colonna lombare esegui l'esercizio in piedi e appoggiandoti ad un sostegno, oppure contatta il tuo medico personale.

1. Sdraiati sul tappeto con le gambe divaricate e sulla schiena, le ginocchia piegate e i piedi piatti sul pavimento, le braccia lungo il corpo. Il

bacino e la colonna vertebrale dovrebbero essere neutri e i muscoli addominali dovrebbero essere ben contratti.

2. Espira e solleva la gamba destra in aria, mantenendo il ginocchio piegato. Il femore dovrebbe formare un angolo retto con il corpo e l'avambraccio.

3. Porta leggermente il ginocchio destro verso il corpo inspirando delicatamente, poi leggermente sulla linea mediana del corpo e verso il basso, come se disegnassi un semicerchio sul soffitto.

4. Eseguire l'altra metà del cerchio espirando delicatamente, allontanando il femore dalla linea mediana e verso l'alto del cerchio.

5. Continua in questa direzione, inspirando per la prima metà del cerchio ed espirando per 4-6 ripetizioni per la seconda metà del cerchio. Quindi invertire la direzione del cerchio, inspirando mentre il femore si allontana dalla linea mediana ed espirando mentre si avvicina alla linea mediana. Continua a fare da 4 a 6 ripetizioni in questa direzione.

6. Ripeti con la gamba opposta.

DA FARE : concentrarsi sulla stabilità del busto durante l'esercizio e mantenere impegnati i muscoli addominali.

ROTOLARE COME UNA PALLA, MODIFICATO

Questo esercizio modificato insegna l'impegno muscolare necessario per eseguire correttamente l'esercizio completo "Roll Like a Ball" con il massimo controllo e il minimo slancio. Rafforza e tonifica i muscoli addominali aumentando la flessibilità della colonna vertebrale.

Focus

Mantieni il controllo dell'addome durante tutto il movimento.

Ripetizioni

4-6

Visualizzazione

In termini anatomici, gli "addominali superiori" e "addominali inferiori" non sono tecnicamente muscoli! Immagina, tuttavia, di contrarre di più gli addominali inferiori quando ti muovi indietro e di contrarre di più gli addominali superiori quando torni, per scopi di visualizzazione.

Precauzioni

Se ti è stato consigliato di evitare rotazioni dovute a danni alla parte bassa della schiena o al disco, non fare questo esercizio fino a quando un operatore sanitario non ti ha autorizzato a farlo. Lavorare sempre entro un raggio di movimento non doloroso.

1. Sedetevi in posizione eretta, bilanciandovi con il peso del corpo. Mantenete il bacino neutro e piegate le ginocchia sul tappetino con i piedi. Idealmente, le gambe dovrebbero essere unite, ma separatele leggermente se sentite fastidio. Mettete le braccia davanti al corpo e sedetevi con le ali il più in alto possibile.

2. Tirare i muscoli addominali mantenendo il bacino neutro Contrarre gli addominali e piegare la colonna vertebrale sopra le ginocchia, creando una curva a C. Questa è la posizione di partenza e, per tutta la durata degli esercizi, manterrai questa curva a C.

3. Contraete i muscoli addominali durante l'espirazione, mantenete la curva a C della colonna vertebrale e fate rotolare le ossa del sedere all'indietro, sentendo il peso spostarsi verso il coccige e poi verso l'osso sacro. Continuare a rotolare all'indietro il più possibile (senza cadere sul tappetino), mantenendo la curva a C e i piedi sul tappetino.

4. Inspirate per mantenere la posizione alla fine della corsa, mantenendo la colonna vertebrale curva a C e i muscoli addominali impegnati e piatti.

5. Quindi espirate e aumentate la contrazione degli addominali per riportare il peso del corpo sulle ossa del sedere, mantenendo la curva a C della colonna vertebrale durante tutto il movimento. Iniziate a controllare le ginocchia.

6. Infine, tirate su una vertebra alla volta fino a quando la colonna vertebrale è neutra.

DA FARE: Usare la forza dei muscoli addominali per controllare l'ampiezza del movimento.

DA FARE: Tenere i muscoli addominali in contrazione.

DA FARE: Tieni le scapole abbassate anche se hai una colonna vertebrale in tensione

DA NON FARE: perdere la curva a C o ruotare eccessivamente le spalle.

ALLUNGAMENTO AD UNA GAMBA, Modificato

Lo stretching di una gamba sviluppa la forza addominale, tonifica le gambe e testa la stabilità della colonna vertebrale. La chiave per tonificare le gambe ad ogni ripetizione è raddrizzarle completamente. Il ritmo è più lento in questa versione modificata e sosterrai la testa con le mani per evitare di sforzare il collo rafforzando i muscoli addominali.

Fucus

Mantenere una posizione forte dell'impronta del piede rispetto al peso della gamba tesa.

Ripetizioni

8 -10

Visualizzazione

Immaginate le estremità di una linea tra il ginocchio che si allunga verso il petto e il piede della gamba tesa che si allontana. Ad ogni ripetizione, immaginate di salire più in alto.

Precauzioni

Se ti è stato consigliato di evitare rotazioni a causa di una lesione lombare o del disco, non fare questo esercizio fino a quando un operatore sanitario non ti ha autorizzato a farlo. Lavorare sempre con un range di movimento indolore.

1. Sdraiati sul tappeto con le gambe divaricate, le ginocchia piegate e i piedi piatti sul pavimento, le braccia lungo il corpo. Mettetevi in posizione di appoggio. Inspirare e sollevare una gamba fino alla posizione del tappetino, quindi espirare e sollevare l'altra gamba. I

femori dovrebbero formare un angolo retto con il corpo e gli stinchi. Metti entrambe le mani, i pollici all'attaccatura dei capelli, dietro la testa e i gomiti divaricati. Per prendere la posizione di partenza, solleva la testa e le spalle dal tappetino.

2. Allunga la gamba destra diagonalmente in basso mentre espiri e avvicina il ginocchio sinistro alla fronte, salendo allo stesso tempo sopra il tappetino. Nella parte bassa della schiena, abbassare la gamba destra solo nella misura in cui è possibile mantenere la stabilità nella parte bassa della schiena.

3. Inspirare e riportare entrambe le gambe nella posizione di partenza, facendo attenzione a non far cadere la testa e le spalle.

4. Espira ed estendi la gamba sinistra in diagonale verso il basso e solleva il ginocchio destro vicino alla fronte.

5. Inspirare e riportare entrambe le gambe nella posizione di partenza, facendo attenzione a non far cadere la testa e le spalle. Ripetere.

6. Una volta terminate le ripetizioni, abbassa la testa e le spalle sul tappetino, quindi abbassa le gambe, una alla volta.

DA FARE : allungare il collo sostenendo il peso della testa.

DA FARE : Abbassare la gamba destra il più lontano possibile mantenendo la parte bassa della schiena sul tappetino.

DA FARE : Allunga completamente la gamba per tonificare i muscoli della muscolatura.

DA NON FARE: Tirare la testa.

DA NON fare: Lasciate che la testa e le spalle si abbassino. Continuate a rotolare verso l'alto!

Croisè, MODIFICATO

Il Croisè si basa sulle abilità della distensione su una gamba sola. Allo stesso modo, questa versione modificata si basa sulle basi dello stretching modificato per una gamba sola. Gli obliqui sono maggiormente sollecitati, la flessibilità della colonna vertebrale è aumentata e le gambe sono ancora più toniche.

Focus

Mantenere un buon equilibrio con il peso della gamba tesa aumentando la rotazione della colonna vertebrale.

Ripetizioni

8 -10

Visualizzazione

Immaginate le estremità di una linea tra il ginocchio che si estende verso il petto e il piede della gamba tesa che si allontana. Ad ogni ripetizione, immaginate di salire più in alto.

Precauzioni

Se vi è stato detto di smettere di ruotare a causa di lesioni del fondoschiena o del disco, non eseguite questo esercizio fino a quando un professionista della salute non vi avrà dato il permesso di farlo. Lavorate sempre all'interno di un range di movimento non doloroso.

1. Sdraiati sul tappeto con le gambe divaricate, le ginocchia piegate e i piedi piatti sul pavimento, le braccia lungo il corpo. Mettiti in una posizione di appoggio. Inspirare e sollevare una gamba fino alla

posizione del tappetino, quindi espirare e sollevare l'altra gamba. I femori dovrebbero formare un angolo retto con il corpo e gli stinchi. Metti entrambe le mani, i pollici all'attaccatura dei capelli, dietro l'orecchio, i gomiti tesi verso l'alto. Per prendere la posizione di partenza, sollevare la testa e le spalle dal tappetino.

2. Allungare la gamba destra in avanti in diagonale mentre si espira e riportare il ginocchio sinistro allo stomaco, piegando il corpo e la gabbia toracica verso il ginocchio sinistro. Concentrati sul fatto che il ginocchio sinistro tocca la spalla destra.

3. Inspira e spostati verso il punto di partenza, assicurandoti di non far cadere la testa e le spalle.

4. Quindi, mentre espiri, allunga la gamba sinistra in diagonale e avvicina il ginocchio destro alla torsione mentre ti giri a destra, puntando la spalla sinistra verso il ginocchio destro.

5. Inspirare riportando entrambe le gambe nella posizione di partenza. Ripetere.

6. Quando hai finito le tue ripetizioni, abbassa la testa e le spalle sul tappetino, quindi abbassa le gambe una per una.

DA FARE : allungare il collo sostenendo il peso della testa; non tirare la testa.

DA FARE : allungare completamente la gamba per tonificare anche i muscoli delle gambe.

FARE: abbassare la gamba tesa solo il più possibile, mantenendo una posizione di appoggio.

NON FARE: lasciate che la testa e le spalle si abbassino. Continuare a sollevarsi!

NON FARE: chiudere i gomiti. Mantenere i gomiti larghi e ruotare la gabbia e le spalle intorno al costato.

ÉPAULE EN PONT, MODIFICATO

I plank sono la pietra miliare di qualsiasi routine che rafforzi il core e il ponte sulle spalle modificato è un ottimo modo per inseguire i plank, rafforzare i glutei, sollevare i fianchi con i tendini del ginocchio e mantenere la colonna vertebrale inferiore e il bacino in posizione neutra durante tutto il movimento.

Focus

Create una linea retta tra gli arti inferiori e le ginocchia e mantenete facilmente questa posizione.

Ripetizioni

4-6

Visualizzazione

Immagina di essere sollevato da due ganci, uno su ciascun osso dell'anca; Immagina di piegarti ai fianchi come una bambola di pezza, mentre i fianchi scendono.

Precauzione

Se hai lesioni al ginocchio o al quadricipite estremamente strette, potresti provare dolore alle ginocchia. In questo caso, lavora in range indolore di movimenti posizionando i piedi ancora più lontano dai fianchi.

1. Sdraiati con le gambe divaricate e i piedi piatti sulla schiena, le ossa del sedere sul pavimento, le braccia lungo il corpo. Il bacino e la colonna vertebrale dovrebbero essere neutri, la testa e il collo rilassati.

2. Inspirare, contraete gli addominali, quindi allungare la colonna vertebrale.

3. Mantieni la colonna vertebrale neutra mentre espiri (cioè, non arricciarti!), premi i piedi e contrai i glutei per sollevare i fianchi verso il soffitto, creando una linea retta dalle ascelle alle ginocchia.

4. Inspirare, pur mantenendo questa posizione, per sentire la lunghezza dalle spalle alle ginocchia, attraverso la colonna vertebrale e l'articolazione dell'anca.

5. Espira e lascia cadere gradualmente i fianchi sul tappetino, mantenendo una colonna vertebrale neutra.

DA FARE : Continua a retrarre i muscoli addominali.

DA FARE : Mantenere una posizione neutra del bacino e della colonna vertebrale durante tutto il movimento; non rotolare verso l'alto o verso il basso.

NON FARE: sollevare i fianchi così tanto da sollevare l'arco della colonna lombare (movimenti di estensione).

ALLUNGAMENTO DELLA COLONNA VERTEBRALE IN AVANTI, MODIFICATO

Questo è un esercizio di livello 1 volto a rafforzare la parte frontale e nella parte posteriore della colonna vertebrale. Si migliora sia la flessibilità del tronco che una postura nel tempo. Abbiamo modificato la posizione di partenza nella versione introduttiva modificata per aiutare a raggiungere un bacino neutro ed eliminare qualsiasi disagio ai fianchi, ai muscoli posteriori della coscia o alla parte bassa della schiena.

Focus:

Rotolare verso il basso, quindi, una vertebra alla volta, per tutta la colonna vertebrale.

Ripetizioni

4-6

Visualizzazione

Immagina che la tua colonna vertebrale sia un pezzo di nastro adesivo attaccato al muro: lo stacchi lentamente dal muro e poi lo tiri dal basso verso il muro.

Precauzioni

Interrompi questo allenamento se hai una condizione spinale, osteoporosi, ernia del disco o cifosi toracica esagerata.

1. Siediti su una sedia o incrocia le gambe su un cuscino - indipendentemente dalla posizione seduta, ti consente di iniziare l'esercizio in posizione neutra dal punto di vista del bacino e della colonna vertebrale. Posiziona comodamente le mani sulle cosce,

parallele alle gambe divaricate e leggermente più larghe della distanza tra i fianchi.

2. Inspira e tira l'ombelico sulla colonna vertebrale, allungando la testa dall'alto.

3. Espirate mentre scendete una vertebra alla volta, iniziando con il mento verso il petto, poi arrotondate la parte superiore della schiena, il centro della schiena e la parte inferiore della schiena. Mantenere la neutralità del bacino.

4. Inspirare in questa posizione, mantenendo la connessione addominale e la forma della colonna vertebrale, sentendo l'aria riempire le costole, la schiena e i fianchi.

5. Espirate mentre tornate alla verticale per "srotolare" il busto, risalendo una vertebra alla volta.

DA FARE : Dai fianchi, inclinare in avanti, mantenere il bacino neutro, le spalle aperte e le spalle verso il basso.

DA FARE : Tieni gli addominali piatti mentre ti alleni.

DA NON FARE: Spalle rotonde in avanti.

EVITARE: chiudere il mento nel petto.

PLONGEON DES CYGNES, MODIFIÉ

L'immersione del cigno è un'attività all'avanguardia che mette alla prova la flessibilità spinale, la forza del tronco e la consapevolezza del corpo. Questo esercizio e il livello 2 Swan Diving modificato sono gli elementi costitutivi dell'Advanced Classic Swan Dive di Joseph Pilates. In questa versione modificata, l'attenzione si concentra sulla flessibilità della colonna vertebrale.

L'esercizio apre la prima linea del corpo, contrastando gli effetti della posizione seduta durante la giornata. Inoltre, rafforza i muscoli della schiena e tonifica i glutei e i tendini del ginocchio (che danno una bella spinta ai glutei!).

Focus

Spostare il dolore o il disagio in modo che la colonna vertebrale vada in piena e regolare estensione.

Ripetizioni

4-6

Visualizzazione

Immagina di sdraiarti, allungare la testa verso l'alto ed estendere la colonna vertebrale.

Precauzioni

Le persone con cifosi toracica esagerata potrebbero dover modificare alcuni esercizi. Le persone con eccessiva lordosi della colonna lombare potrebbero dover ridurre l'ampiezza di movimento o evitare l'esercizio fisico. Se non ti è stato consigliato di estendere la colonna vertebrale (piegando la schiena), assicurati di limitare la gamma di movimento e sostenere i muscoli addominali in questa posizione.

1. Sdraiati a pancia in giù con le gambe alla larghezza delle spalle e le ginocchia rivolte verso i lati. Il bacino e la colonna vertebrale dovrebbero essere neutri. Metti le mani sul pavimento con i gomiti piegati, appena fuori dalle spalle.

2. Inspirare per riportare l'ombelico alla colonna vertebrale ed estendere il corpo fino alla sommità della testa.

3. Per sollevare la spalla, la gabbia toracica, la testa e possibilmente le ossa dell'anca del tappetino nel modo più flessibile possibile, premere le mani mentre si espira. I gomiti possono o non possono raddrizzarsi completamente.

4. Inspirare alla fine dell'esercizio

5. Espira piegando i gomiti e abbassando il busto nella posizione di partenza.

DA FARE : Tieni le spalle abbassate e rilassa la schiena.

DA FARE : Durante tutto il movimento, l'ombelico deve rimanere attaccato alla colonna vertebrale.

DA NON FARE: sollevare o arrotondare le spalle in avanti.

DA NON FARE: sollevare le cosce dal tappetino.

SIRÈNE EXTENSIBLE

Questo allungamento aumenta la flessibilità della colonna vertebrale nella flessione laterale e tende ad aumentare lo spazio tra le costole per creare una sensazione di respirazione espansiva.

Focus

Aumenta l'ampiezza di movimento piegando la colonna vertebrale da un lato all'altro, senza inclinarti in avanti o ruotare.

Ripetizioni

Ogni lato da 3 a 5

Visualizzazione

Immaginate un geyser o una fontana d'acqua che sgorga prima di inchinarsi; Fai lo stesso appoggiandoti all'indietro.

Precauzioni

Se ti è stato consigliato di evitare flessioni laterali a causa di problemi spinali (ernia del disco, lesioni, ecc.), lavora solo riducendo l'ampiezza del movimento.

1. Sedetevi a terra in posizione neutra con le ginocchia piegate e i piedi piatti, con i fianchi e il collo appoggiati sulle ossa del sedere. Mantenere la colonna vertebrale neutra (anche se il bacino si muove) e spostare le gambe verso destra, all'esterno dell'anca destra. Il tallone sinistro è più vicino all'anca destra, il tallone destro è esterno al piede sinistro. Mantenete il peso principalmente sull'anca sinistra, ma cercate di raggiungere il suolo con l'osso sacro. Assicuratevi che la colonna vertebrale sia il più dritta

possibile, che i muscoli addominali siano tirati in dentro e in alto e che le spalle siano abbassate. Appoggiate la mano destra sul piede destro e sollevate la mano sinistra sopra la testa. Questa è la posizione di partenza (invertire le istruzioni per il lato sinistro).

2. Inspirare profondamente, quindi allungare ulteriormente il braccio sinistro e allungare la colonna vertebrale.

3. Impegnare i muscoli addominali e inclinarsi lateralmente a destra mentre si espira delicatamente, tenere il braccio sinistro vicino all'orecchio sinistro e allungare la punta delle dita verso la direzione opposta.

4. Inspirate profondamente e rimanete nel movimento di stiramento, allungando ulteriormente e allargando le costole

5. Espira completamente e torna alla posizione di partenza.

6. Inclina le gambe dall'altra parte per ripetere l'esercizio.

DA FARE : ricordarsi di sollevare la gabbia toracica verso la parte anteriore del bacino mentre ci si appoggia lateralmente.

DA FARE : Mantenere i muscoli addominali contratti.

DA NON FARE: gira la spalla verso il tappetino.

VALUTAZIONE DEI TUOI PROGRESSI

Proprio come le fondamenta di un edificio richiedono mesi per essere costruite, mentre il resto dell'edificio sembra sorgere molto rapidamente, le fondamenta del Pilates richiedono tempo per essere consolidate. Abbiamo creato questo questionario in modo che possiate essere stimolati, non scoraggiati! Si tratta di consapevolezza, oltre che di sviluppo di abilità. Ogni corpo è diverso. La comprensione dei concetti del Pilates è più importante dell'esecuzione "perfetta" di ogni esercizio. Se rispondete sì a tutte le domande qui sotto, congratulazioni: è il momento di passare al Livello 2! Se rispondete "sì" alla maggior parte delle domande, ma non a tutte, passate al Livello 1, ma mantenete le attività del sistema per principianti per tutto ciò a cui rispondete "no". Se rispondete "no" alla maggior parte delle domande, non preoccupatevi! Rimanete nel programma introduttivo per un'altra settimana per assicurarvi che il vostro corpo sia abbastanza forte da passare al livello successivo. Indipendentemente dall'esito della vostra autovalutazione, ricordate che state facendo buoni progressi.

1. In attività come il cento modificato o il criss-cross modificato, riuscite a mantenere una posizione di appoggio e stabilità?

2. In tutti gli esercizi, riesci a mantenere gli addominali piatti e attivi? Ripetere gli esercizi senza salti? Siete consapevoli delle complicazioni quando si verificano?

3. Ha senso usare il termine "spalle abbassate "? Hai una consapevolezza muscolare che ti permette di raggiungere questo risultato?

4. Sapete cosa state rivoluzionando e in che tempi? Conoscete le vostre possibilità? Ad esempio, quando smettete di abbassare le gambe per proteggere la schiena? Quando si limita la gamma di movimenti di rotazione, piegamento della schiena e piegamento laterale?

FOCUS: I cento Pilates

Il Cento, è uno degli esercizi più importanti del metodo Pilates. Questo è il primo esercizio descritto da Joseph Pilates in *Return to Life Through Contrology*, ed è il primo esercizio che la maggior parte degli istruttori di Pilates insegna ai propri studenti. Non è un caso: "The Hundred" ti riscalda, stimola il tuo cervello, ti fa battere il cuore e collega il tuo corpo e la tua mente.

Cosa c'è da sapere sui Cento

The Hundred è parte integrante del riscaldamento di tutte le sessioni di Pilates e riscalda il corpo in molti modi: migliorando la respirazione, rafforzando i muscoli del core, allungando e aprendo la colonna vertebrale e il torace, stimolando il cuore e accelerando il flusso sanguigno in tutto il sistema.

Il Cento può essere un esercizio estremamente difficile, ma le modifiche apportate al livello principiante rendono il Cento fattibile per i principianti nel Pilates. Si tratta di un esercizio importante da padroneggiare; le abilità di base che si apprendono nell'Hundred sono essenziali per il metodo Pilates e permettono al corpo di funzionare al meglio.

Cos'è il centinaio?

Il movimento di base del Cento consiste nel sdraiarsi sulla schiena, testa e spalle sollevate e piegate in avanti, gambe tese in aria con un angolo determinato dalla tua attuale capacità - il livello di difficoltà che il tuo corpo è in grado di affrontare in modo efficace e sicuro (più basse sono le gambe, più difficile diventano i Centoi). Quindi pompi le braccia su e giù per stimolare il tuo cuore, mentre respiri profondamente. Quando fai cento, nulla si muove tranne le tue braccia; le tue gambe rimangono immobili e la tua pancia è sollevata e potente.

Cosa fanno i cento

"La Centaine" ti porta una serie di importanti vantaggi:

- La Hundred migliora la respirazione allargando la gabbia toracica e i polmoni, in particolare la parte posteriore importante e spesso trascurata dei polmoni. Allungando e rafforzando i muscoli che circondano la gabbia toracica, Hundred trasforma i polmoni in un formidabile soffietto che aspira aria fresca e respinge l'aria viziata.

- Il Hundred sviluppa un addome forte e piatto e un "core" solido. Lavora i muscoli importanti del tronco, in particolare lo strato più profondo dei muscoli del retto nell'addome, il *muscolo trasversale*.

- Il movimento dei cento rafforza e allunga la colonna vertebrale, con la parte superiore della colonna vertebrale che si avvolge verso l'alto e in avanti mentre le gambe si allungano nella direzione opposta.

- The Hundred concentra la tua mente; come primo esercizio, lo usi per stimolare e risvegliare tutti i principi del metodo Pilates: consapevolezza e concentrazione, centratura, controllo preciso, movimenti fluidi, energia opposta e respirazione.

The Hundred prende il nome dal numero massimo di movimenti di pompaggio del braccio che esegui. Joseph Pilates ha raccomandato di non superare i dieci respiri (con cinque flessioni per ogni inspirazione ed espirazione, per un totale di 100 flessioni) durante una sessione di allenamento, in quanto ciò sottoporrebbe il sistema a uno stress eccessivo.

- The Hundred stimola il cervello e il sistema nervoso richiedendo di coordinare il conteggio, il pompaggio delle braccia e la respirazione mantenendo la forma fisica del corpo.

- Il Hundred integra l'intero corpo in un'unica, potente entità, poiché collega la forza del corpo superiore e inferiore a quella della Powerhouse.

Consigli e precauzioni per fare il cento

Il Cento fa parte di ogni allenamento, quindi è importante avere successo prima di andare avanti. Ecco alcuni suggerimenti da tenere a mente quando si impara questo esercizio di Pilates:

- Ricordate che quando fate i Cento, la pancia si tira continuamente verso l'interno e verso la colonna vertebrale (nella rientranza). Ciò significa che i respiri profondi si estendono attraverso la gabbia toracica, sotto le clavicole e tra le scapole, anziché gonfiare la pancia verso l'esterno.

- Una parte importante del lavoro nei Cento è il rafforzamento degli addominali e la stabilità della schiena. Per esempio, mentre espirate, immaginate che la vostra pancia sia premuta lungo la colonna vertebrale da un potente bustino allacciato all'antica. Non perdete la sensazione del sostegno del bustino, ma immaginate che il bustino si stringa a ogni inspirazione ed espirazione. In questo modo, l'anello addominale si intensificherà a ogni respiro, migliorando il sostegno.

- Mentre fai il Cent, assicurati che la schiena rimanga piatta e stabile sul pavimento. L'arco della schiena comprime la regione lombare della colonna vertebrale e fa pressione sul collo.

Se senti tensione o fastidio al collo o alla parte bassa della schiena, regola la tua posizione piegando o abbassando le gambe o allargando le spalle e riduci il numero di ripetizioni. Non continuare a lavorare se hai dolore. La tua capacità di eseguire i Cento migliorerà nel tempo.

- Mantieni le gambe a un livello che ti permetta di mantenere la schiena stabile e lungo il tappetino. Se le gambe sono troppo basse durante il centinaio, si esercita una pressione eccessiva sulla schiena e sul collo. Se noti che stai cercando di sollevare o staccare da terra, piega le ginocchia o solleva le gambe. Puoi abbassare le gambe man mano che le tue abilità aumentano.

- Quando sollevi la colonna vertebrale superiore, le spalle e la testa da terra, il tuo obiettivo è mantenere le spalle larghe e aperte in modo da poter respirare meglio e rilasciare il movimento del braccio dalla cintura scapolare. Se noti che le spalle tendono ad avvicinarsi alle orecchie o al petto, rilasciale in una posizione più ampia.

- Piega il collo e la parte superiore della colonna vertebrale in avanti, come un'unità, mentre sei sdraiato e allungato in movimento. Non tirare le spalle verso l'alto con la testa e non inclinare il mento verso l'esterno. Potresti farti male al collo se fai il movimento dei cento in una brutta posizione.

L'esercizio di base dei cento

Il Basic Hundred è una versione intermedia di questo importante esercizio di Pilates. Se sei un principiante, usa le modifiche per principianti; Nelle sezioni seguenti verranno inoltre illustrate le modifiche avanzate. Indipendentemente dal tuo livello o dalle modifiche che usi, i seguenti passaggi rappresentano i movimenti di base e le direzioni respiratorie di questo esercizio.

Passo dopo passo nella base dei cento

Nell'Esercizio dei Cento si impiegano anche il Pilates scoop, l'Upper Body Curl e altri movimenti fondamentali del Pilates discussi nelle sezioni precedenti:

1. Sdraiati sulla schiena con le ginocchia piegate, i piedi piatti sul tappetino, le gambe premute insieme. Le braccia sono distese lungo il tappeto, vicino ai lati, le dita rivolte verso i piedi.

2. Inspirare accuratamente, rimboccando lo stomaco e tirando su la colonna vertebrale; Quindi espira avvolgendo la parte superiore della colonna vertebrale, le spalle e la testa sopra il pavimento, seguendo il movimento fondamentale della flessione della colonna vertebrale superiore, che hai praticato nel mini-esercizio di avvolgimento della parte superiore del corpo. Non limitarti a sporgerti in avanti nello spazio; Contrarrai gli addominali e comprimerai la colonna vertebrale. Prova ad avvolgere e allungare le vertebre superiori della colonna vertebrale su e in avanti, come un'onda si snoda su un surfista. Idealmente, le estremità inferiori delle scapole rimangono a contatto con il terreno.

3. Lascia che i tuoi occhi si concentrino sulla pancia sporgente mentre inspiri, quindi espira profondamente per muovere le ginocchia, una alla volta, fino al petto mentre alzi le braccia e le mani all'altezza delle spalle, i palmi verso il basso.

Durante I Cento, mantenete le spalle larghe e il petto aperto. Tirare le spalle verso il petto o verso le orecchie impedisce di respirare profondamente, sbilancia la postura e riduce l'efficacia di questo esercizio.

Ricordate di mantenere sempre una posizione stabile e sostenuta del corpo. A tal fine, impegnate i muscoli addominali e gli altri muscoli che si collegano al bacino, compresi i glutei, le cosce e il pavimento pelvico (i muscoli che collegano il coccige, le ossa della vita e l'osso pubico). E non inarcate la schiena!

    4. Lascia che il tuo prossimo respiro allunghi la colonna vertebrale avanti e indietro; Quindi approfondisci la respirazione per espellere l'aria dai polmoni. Questa azione stabilizza il bacino e la parte bassa della schiena mentre allunghi le gambe verso l'alto e verso l'angolo che dà al Hundred il livello di difficoltà che il tuo corpo può raggiungere in modo sicuro ed efficace.

    5. Inspirate profondamente mentre spingete le braccia verso l'alto e verso il basso per cinque volte; poi espirate completamente mentre continuate a spingere le braccia verso l'alto e verso il basso per altre cinque volte. Mantenete i polsi piatti e diritti, non bloccate i gomiti e non lasciate che le mani o le braccia tocchino il corpo o il pavimento. Il movimento di pompaggio deve essere vigoroso ma senza tensione e deve sollevarsi di circa 10 pollici da terra.

Quando pompi le braccia immagina le tue braccia che si muovono contro una leggera resistenza, come se stessi tirando una pagaia da canoa nell'acqua. Le braccia dovrebbero essere forti e prive di tensioni.

    6. Ripetere i passaggi 5 e 6 fino a nove volte, ma non superare i 100 movimenti (dieci inspirazioni ed esalazioni complete).

    7. Rimani cosciente e concentrato mentre pieghi lentamente le ginocchia al petto, metti i piedi sul tappetino e poi abbassa le spalle, il collo e la testa con controllo fino a quando non sei a

riposo. Nota come ti senti. Sei caldo? La tua pancia sta bruciando? La tua mente è sveglia?

Cosa ricordare quando si fanno i cento

Otterrai il massimo dall'esercizio dei cento se tieni a mente alcune idee importanti durante i movimenti. Ricorda che ogni respiro ti porta a nuove scoperte sulla tua salute, corpo e mente. Rimani consapevole e presente durante l'esercizio Cent. Controlla costantemente il tuo corpo per vedere se stai perdendo il controllo della situazione. Chiediti: il mio collo è rilassato? Cosa stanno facendo le mie spalle? I movimenti delle braccia sono fluidi? La mia pancia si adatta sempre alla mia colonna vertebrale? Sto espirando nel modo più completo possibile? Le mie gambe si aprono sempre in senso longitudinale mentre sono aderenti l'una all'altra? In altre parole, mantenete il dialogo tra la vostra mente e il vostro corpo.

FOCUS: Il " roll-up"

Il roll-up è essenziale per tutti gli esercizi Pilates sul tappetino. Joseph Pilates considerava l'azione di rotolare su e giù per la colonna vertebrale come parte integrante del metodo Pilates. L'azione di rotolare "pulisce i polmoni" dalle impurità, diceva, mentre "riporta la colonna vertebrale" al suo stato normale e naturale di flessibilità e forza. Ecco perché molti esercizi di Pilates incorporano i movimenti e le abilità che si imparano con il rolling.

Cosa devi sapere sul roll-up

Il roll up è un importante esercizio di riscaldamento che aiuta a rilassare e allungare le articolazioni e i muscoli, stimolando il cuore e migliorando la tecnica di respirazione. In particolare, tale esercizio dona alle articolazioni e ai muscoli della colonna vertebrale e della schiena un prezioso "massaggio" che stimola la circolazione e la parte del sistema nervoso ospitata nella colonna vertebrale. Questa azione di massaggio permette al roll-up di favorire la connessione essenziale tra corpo e mente, che è un importante beneficio del metodo Pilates.

Il Roll Up rende il corpo e la mente più forti, più flessibili e capaci di un controllo più preciso, e continua a sviluppare le capacità in queste aree a ogni ripetizione. Ogni rotolata è leggermente diversa dall'altra, perché il corpo cambia e l'allenamento e l'esperienza si intensificano.

Joseph Pilates ha progettato la spirale per favorire una respirazione profonda e sana, rendendola uno strumento importante per ossigenare il sangue e migliorare la circolazione, oltre che per rafforzare i muscoli del core e costruire una colonna vertebrale forte, flessibile e ben allineata.

Cos'è il roll-up ?

Il roll-up è simile a un sit-up vecchio stile, ma si concentra sullo stretching e sull'articolazione della colonna vertebrale, piuttosto che sollevare il busto da terra. In un esercizio di base, ti sdrai su un tappetino da allenamento con le gambe distese, le braccia e le mani distese sopra gli occhi. Nella maggior parte delle versioni, si tiene una barra o un bastone tra le mani e, con le braccia distese, si arrotola lentamente la colonna vertebrale su e in avanti, una vertebra alla volta, allungando la testa e le braccia verso le dita dei piedi, mantenendo la pancia vuota. Facendo il backup, si ritraggono nuovamente gli addominali e si risale la parte anteriore della colonna vertebrale e si articola vertebra per vertebra fino a tornare alla posizione originale. Ogni volta che ripeti l'esercizio, la colonna vertebrale si ammorbidisce e gli addominali diventano più forti.

Cosa fa il Roll-Up

Come già accennato, il Roll-Up offre una serie di importanti benefici fisici e mentali:

- È una parte fondamentale di qualsiasi riscaldamento Pilates, ed è particolarmente efficace nel promuovere una respirazione profonda e sana e preparare la colonna vertebrale e le gambe per il prossimo esercizio di Pilates.

- È anche uno strumento importante del metodo Pilates per articolare la colonna vertebrale e aumentarne la forza e la flessibilità.

- Massaggia i muscoli e le articolazioni della colonna vertebrale, favorisce la circolazione sanguigna e risveglia il sistema nervoso.

- Allunga i muscoli posteriori della coscia e i muscoli del polpaccio, del collo e del petto, promuovendo la forza e la flessibilità delle articolazioni dell'anca.

- Aumenta la gamma di movimento, la forza e la flessibilità della spalla.

Come per tutti gli esercizi di Pilates, nel winding, si lavora per allungare tutti i muscoli, anche quando li si contrae. Ad esempio, non lasci che gli addominali si accorcino, si sistemino o si contraggano mentre ti arricci in avanti. Al contrario, tieni gli addominali lunghi e nascosti lungo la colonna vertebrale, anche se li usi per sollevare il peso dalla parte superiore del corpo. Questa azione dimostra il principio guida unico del metodo Pilates di energia opposta. Questa è una tecnica essenziale per lo sviluppo di tessuto muscolare potente e flessibile e la costruzione di un corpo forte e flessibile.

Sentirai immediatamente l'impatto dei benefici precedenti, ma il Roll-Up ha anche benefici a lungo termine che si manifestano nel tempo. Questi vantaggi includono

- Muscoli posteriori della coscia lunghi e sani (muscoli che lavorano sulla parte posteriore delle cosce): i muscoli posteriori della coscia forti e flessibili sono essenziali per la salute della colonna vertebrale e l'allineamento pelvico. Se i muscoli posteriori della coscia sono corti, rigidi e tesi, mantengono il bacino rigido e compromettono il movimento delle gambe e della colonna vertebrale. Nel corso del tempo, questi problemi di postura e movimento possono portare a problemi all'anca, al ginocchio, alla parte bassa della schiena, alle spalle e al collo.

- Una cintura scapolare ben sviluppata: la pratica regolare del rotolamento aiuta a rilasciare la tensione nel collo e nelle spalle, che promuove movimenti sani e una postura eretta e stabile. Una cintura scapolare sana e una postura ben allineata ti aiutano a respirare profondamente e pensare chiaramente.

- I benefici a lungo termine di una colonna vertebrale forte e flessibile e di addominali potenti, che promuovono una vita priva di dolore e lesioni.

Consigli e precauzioni per il Roll-Up

Ropll-Up è un esercizio sicuro ed efficace, ma ci sono alcune cose che devi tenere a mente quando impari la tecnica giusta:

- Assicurati di usare i muscoli della pancia (spostandoli lungo la colonna vertebrale) per sollevare la testa, la colonna vertebrale e le braccia verso i piedi; *Non* abusare della schiena.

- Mantieni le braccia e i polsi dritti, ma non bloccati, quando li estendi in avanti. Questo allevierà la tensione sulle spalle e sul collo.

- I movimenti dovrebbero essere sequenziali e fluidi, pur essendo forti. Non sollevare il busto. Potresti scoprire che una parte della colonna vertebrale è meno flessibile di altre. Per mantenere fluidi i tuoi roll-up, prova a sincronizzare l'espirazione in momenti diversi durante il roll-up per dare ai muscoli addominali una forza più uniforme mentre sollevi la parte meno flessibile della colonna vertebrale dal pavimento. Se espiri nel momento più difficile del tuo avvolgimento, sarai in grado di ottenere una migliore esecuzione articolazione.

- I muscoli tesi devono essere sciolti e massaggiati, non tesi e tirati. Usa l'esercizio per allungare delicatamente la schiena e i muscoli posteriori della coscia nel tempo. Non sei in competizione con qualcuno per vedere fino a che punto puoi allungare verso le dita dei piedi.

- Ricordati di allungare la testa, la colonna vertebrale e le mani in avanti. Non affaticare il collo o le spalle.

- Tieni le gambe strette e dritte, scendendo lungo il tappetino; Ancorare i piedi sotto una cinghia o un mobile, se necessario.

- Mantenere il bacino stabile. Non lasciare che il bacino affondi o si inarca quando sollevi la parte superiore del corpo.

- Soprattutto, respira!

L'esercizio di roll-up di base

Nei passaggi della sezione successiva viene descritta la procedura standard per l'esecuzione del rollup a un livello intermedio. Le seguenti sezioni offrono modifiche per principianti e studenti avanzati di Pilates. Indipendentemente dalla tua abilità e dal tuo livello di forma fisica, adatterai il prossimo esercizio applicando le modifiche appropriate a questi passaggi di base.

Passo dopo passo nel roll-up di base

Per passare dall'esercizio dei cento, inspira allungando le gambe lungo il tappetino mentre le stringi e piega i piedi verso l'alto. Se usi una barra, prendila e tienila con le mani alla larghezza delle spalle.

In questa posizione, espira alzando le braccia verso il soffitto, quindi segui questi passaggi:

1. Inspira sollevando la testa, il collo e le spalle dal pavimento in sequenza e senza intoppi fino a quando la testa è tra le braccia. Continua ad avvolgerti vertebra per vertebra fino a quando la gabbia toracica non si stacca dal tappetino.

2. Mentre espiri, piega la pancia più in profondità e su per la colonna vertebrale mentre continui ad articolare le vertebre (proprio come una ruota) fino a quando non hai sollevato l'intero busto dal tappetino e la testa e le mani raggiungono i piedi. La colonna vertebrale e le braccia sono ora parallele al pavimento e la testa sta ancora cercando di rimanere tra le braccia. Ricorda di impegnare attivamente i muscoli intorno al bacino e di tenere le ginocchia dritte e strette insieme. A questo punto, tutti i muscoli del tuo corpo si stanno allungando o lavorando e il movimento di rotolare in avanti ha spinto tutta l'aria fuori dai polmoni.

3. Inspira mentre inizi a rotolare il bacino e poi la colonna vertebrale verso il tappetino. Ricorda che l'inalazione porta la

pancia dentro e su per la colonna vertebrale, mentre muovi i muscoli posteriori della coscia e l'interno coscia lungo il tappeto fino ai piedi - un'importante fonte di energia oppositiva. Delicatamente (senza premere) una vertebra alla volta lungo il tappetino, riportando indietro la pancia e allungando la colonna vertebrale.

4. Mentre espiri, continua a rilassarti all'indietro fino a quando non hai successivamente allungato l'intera colonna vertebrale, le spalle, il collo e la testa sul tappetino. Le braccia sono sopra gli occhi e si protendono verso il soffitto, mentre riprendi la posizione che avevi all'inizio del roll-up.

5. Ripetere i passaggi da 1 a 4, da cinque a otto volte. Con ogni ripetizione, cerca di aumentare la lunghezza e la profondità del tuo tratto, il grado di articolazione della colonna vertebrale e la pienezza della tua inspirazione ed espirazione.

Cosa ricordare durante il roll-up

Mentre pratichi il roll-up, scopri rapidamente che è un esercizio che sembra semplice solo in apparenza. Infatti, richiede grande concentrazione, un buon controllo muscolare e molta flessibilità. Aspettatevi di migliorare in questo esercizio con la pratica; Per ottenere i migliori progressi con il roll-up, ricordare quanto segue:

- Mantenete le gambe e i piedi fermi mentre fate rotolare la colonna vertebrale in dentro e in fuori come un'onda. Non lasciate che le gambe vengano trascinate all'indietro dall'onda, ma stendetele lungo il tappetino contro il movimento della colonna vertebrale per stabilizzarle.

- Ricordati di stringere le gambe insieme, tenendo i piedi piegati e le caviglie a contatto. Questa azione aiuta anche a stabilizzare la parte inferiore del corpo quando la parte superiore del corpo si muove durante l'esercizio.

- Invece di immaginare che solo le tue mani raggiungano i tuoi piedi, allunga anche la colonna vertebrale e la testa; Non piegare le spalle o non fare il piede della gru.

Se avverti tensione al collo, alle spalle o alla parte bassa della schiena durante la corsa, fermati e determina la causa della tensione. Se la posizione e la tecnica di respirazione sembrano corrette, prova una o più delle modifiche elencate in questo capitolo per trovare una versione roll-up che funzioni per te. Sfida il tuo corpo con il Pilates, ma fallo in sicurezza.

- Mentre arrotolate e srotolate il roll-up, utilizzate alcune tecniche di visualizzazione per articolare correttamente la colonna vertebrale. Immaginate di eseguire l'esercizio su una nuvola, per esempio, e di non poter premere troppo con la colonna vertebrale o il bacino, altrimenti cadrete. Immaginate che la vostra colonna vertebrale si srotoli come si srotola una bomboniera quando ci soffiate sopra. Questo vi aiuterà a sviluppare un'articolazione spinale uniforme. Oppure immaginate che il soffitto sia molto basso e che dobbiate piegarvi sotto di esso mentre fate rotolare la colonna vertebrale su e giù.
- Ricordate di inspirare ed espirare completamente durante il roll-up e di mantenere la consapevolezza del vostro corpo durante tutto l'esercizio. Una respirazione profonda e una forte concentrazione e consapevolezza sono due dei migliori alleati per imparare e ottenere il massimo beneficio dal roll-up.

FOCUS: Allungare la colonna vertebrale

A questo punto dell'allenamento di Pilates, avete appena completato due esercizi intensi e di pancia: la distensione a gamba singola e la distensione a gamba doppia. Il vostro corpo è ora pronto per un cambiamento di ritmo e di spazio. Siete stati sdraiati e avete lavorato sulla stabilizzazione della colonna vertebrale e del bacino. Ora potete sedervi e allungare la colonna vertebrale in un nuovo e potente movimento, grazie alla cascata di gravità.

Cosa devi sapere sull'allungamento della colonna vertebrale

Mentre tutti gli esercizi di Pilates promuovono sia la stabilità che la flessibilità rafforzando, allungando e sviluppando uniformemente la muscolatura, ogni esercizio ha uno scopo principale. L'ordine di questi esercizi in tutta la serie di lavori di base si alterna con l'attenzione al rafforzamento, allo stretching, alla stabilizzazione o all'articolazione. Hundred si concentra principalmente sul rafforzamento e la stabilizzazione del core; il Roll-Up allunga e articola la colonna vertebrale; Il cerchio di una gamba rafforza la forza e la stabilità della colonna vertebrale chiedendole di contrastare l'effetto asimmetrico della gamba che ruota nello spazio; lo fa rotolare come una palla e allunga di nuovo i muscoli della schiena; Lo stretching con una o entrambe le gambe rafforza la colonna vertebrale e gli addominali chiedendo loro di lavorare sodo per stabilizzarsi contro il peso in movimento delle gambe estese.

Allungare la colonna vertebrale allunga e decomprime la colonna vertebrale e ti aiuta a respirare profondamente e completamente. Questi benefici rendono lo stretching della colonna vertebrale un esercizio perfetto per chiunque sia seduto davanti a un computer tutto il giorno. Fai alcune ripetizioni di questo esercizio per rivitalizzare il tuo corpo durante la giornata lavorativa (mettilo seduto sulla sedia se non riesci a sederti sul pavimento).

Lo stretching della colonna vertebrale si adatta perfettamente a questo schema concentrandosi sullo stretching e sull'articolazione delle articolazioni e dei muscoli per rilasciare la tensione che potresti aver sviluppato durante l'allenamento. Durante lo stretching spinale, la colonna vertebrale è dritta e sostenuta dal tronco invece di un tappetino, permettendole di godere di una nuova libertà di movimento. Le gambe e i fianchi sono sostenuti dal pavimento, quindi i fianchi possono flettersi liberamente e permetterti di sederti in posizione eretta sulle ossa sedute in un buon allineamento pelvico, senza tensione. Allungare la colonna vertebrale offre al tuo corpo l'opportunità di unire la forza e rinfrescarsi in un esercizio calmo ma potente.

Cos'è lo stretching spinale?

Nell'esercizio intermedio di stretching spinale, ti siedi in posizione eretta sul tappetino con le gambe estese di fronte a te a forma di V (il tappetino Pilates ufficiale include dita progettate per guidare le gambe nella posizione corretta). Allunghi le braccia di fronte a te, all'altezza e alla larghezza delle spalle, e poi espiri mentre allunghi la colonna vertebrale in avanti e verso il tappetino. Quando torni in posizione eretta, i tuoi polmoni si riempiono automaticamente di aria fresca.

Cosa fa allungare la colonna vertebrale

Come hai letto, lo stretching spinale si concentra principalmente sullo stretching dei muscoli e delle articolazioni della colonna vertebrale per renderli più flessibili. Ma questo esercizio, come tutti i movimenti di Pilates, ha anche altri vantaggi:

- Ti incoraggia a usare il core per promuovere la respirazione profonda del Pilates.
- Allunga i muscoli posteriori della coscia, i glutei e la parte bassa della schiena. Come già accennato, i muscoli posteriori della coscia tesi limitano il movimento dell'anca e della colonna vertebrale, il che può portare a modelli di movimento inefficaci e lesioni dovute a un uso improprio.

- Rafforza e bilancia tutti i muscoli del core e del bacino, compresi gli addominali, i fianchi, la parte bassa della schiena, il pavimento pelvico, i rotatori profondi dell'anca e l'interno cosce e i muscoli posteriori della coscia.

- Migliora la postura allineando le vertebre in verticale e aumentando la forza, la lunghezza e la flessibilità della colonna vertebrale.

- Migliora la stabilità della spalla e l'ampiezza di movimento, nonché la stabilità e il controllo pelvico.

- Ti insegna a separare e controllare individualmente i movimenti delle braccia, delle costole, delle spalle e del collo, che è importante per prevenire lesioni al collo, alle spalle e alle braccia.

- Calma e concentra il corpo, la mente e l'anima. La semplicità dell'esercizio aiuta a controllare e bilanciare il livello di attività della mente.

Suggerimenti e precauzioni per allungare la colonna vertebrale

Allungare la colonna vertebrale è rilassante e confortante, ma è un esercizio potente. Segui questi suggerimenti e precauzioni per ottenere il massimo da esso:

- Se non riesci facilmente a sederti sulle ossa iliache perché i muscoli posteriori della coscia e / o i muscoli flessori dell'anca sono troppo tesi, siediti su una scatola bassa, una rubrica telefonica o un asciugamano arrotolato, o piega leggermente le ginocchia fino a quando i muscoli necessari si allungano.

- Tenere le spalle basse e larghe; Non lasciarli sollevare o arrotondare in avanti nel petto mentre pieghi la colonna vertebrale.

- Concentrati sull'articolazione della colonna vertebrale, una vertebra alla volta. Quando ti allunghi in avanti, non piegarti semplicemente. Usa l'immagine dell'onda per allungare, sollevare e decomprimere la colonna vertebrale durante questo movimento, in modo da non accorciare gli addominali. Quando ti alzi, usa i muscoli addominali e il potere della tua ispirazione per sollevare e impilare ogni vertebra sopra la precedente, piuttosto che tirare la colonna vertebrale con i muscoli della schiena.

- Tieni le ginocchia dritte - non lasciare che le gambe si arriccino o si rilassino. Questo ti aiuterà ad allungare i muscoli tesi delle gambe, dell'anca e della parte bassa della schiena e ti permetterà di rafforzare meglio gli addominali inferiori, l'ileopsoas e i muscoli del pavimento pelvico.

- Espira completamente e regolarmente, con la bocca aperta, in modo da non trattenere il respiro. Assicurati di espellere tutta l'aria dai polmoni.

- Tieni i gomiti e le ginocchia dritti, ma rilassati - non bloccarli. Tieni i talloni sul tappetino.

- Immagina la tua colonna vertebrale che si alza come una grande sequoia, in modo che il tuo movimento di sollevamento sia potente e controllato. Non inarcare o contrarre il centro della schiena spingendo le costole in avanti per il supporto.

Posiziona uno specchio accanto a te e osserva mentre allunghi la colonna vertebrale. Cerca abitudini di movimento inefficienti e luoghi in cui la colonna vertebrale non si piega o si piega troppo (potresti piegarti troppo sul collo, sulla parte superiore della schiena o sull'anca). Usa queste informazioni per correggere i tuoi schemi di movimento e per ammorbidire i punti rigidi della colonna vertebrale.

Esercizio di stretching spinale di base

Allungare la colonna vertebrale richiede le tue abilità nei movimenti fondamentali appresi in precedenza. Se hai bisogno di un aggiornamento, rileggi questi capitoli prima di iniziare ad allungare la colonna vertebrale.

Lo stretching di base della colonna vertebrale, passo dopo passo

Terminate l'ultimo allungamento a due gambe espirando, poi inspirate mentre appoggiate la mano destra sullo stinco sinistro e fate scivolare la gamba destra sul tappetino. Premete lo stinco sinistro su entrambe le mani ed espirate mentre vi raddrizzate in posizione seduta. Inspirando, stendete entrambe le gambe davanti a voi a forma di V con i piedi distanti circa un metro; tenete le ginocchia rivolte verso il soffitto e le caviglie leggermente piegate. Espirando, sollevate le braccia davanti a voi, parallele al pavimento, all'altezza e alla larghezza delle spalle, con i palmi rivolti verso il basso.

Ora, segui questi passaggi per eseguire il tratto intermedio di base della colonna vertebrale:

1. Inspirate per far rientrare la pancia e risalire la colonna vertebrale; riempite completamente i polmoni per espandere le costole e decomprimere la colonna vertebrale (ricordate l'immagine dell'apertura dell'ombrello).

2. Espira piegando prima la testa, poi la colonna vertebrale verso il tappetino, come un'onda che si lancia verso un surfista, ogni vertebra individualmente segue la testa in un movimento fluido in avanti. Continua ad avvolgere la parte superiore del corpo in avanti fino a quando l'intera colonna vertebrale è arrotondata e la parte superiore della testa è il più vicino possibile al tappetino. Tieni le ginocchia dritte e usa il movimento avvolgente per estrarre tutta l'aria dai polmoni.

3. Inizia a inspirare premendo i muscoli posteriori della coscia sul tappetino e, dal pube, infilati la pancia dentro e in alto per

impilare le vertebre una dopo l'altra, tornando alla posizione eretta. Immagina di premere leggermente su ogni vertebra lungo un muro dietro di te mentre ti alzi. Quando sei in posizione eretta, i tuoi polmoni saranno completamente gonfiati, le costole estese in tutte le direzioni e la colonna vertebrale sarà allungata e decompressa.

4. Ripeti i passaggi 2 e 3 altre quattro volte, aumentando l'allungamento, perfezionando l'articolazione della colonna vertebrale e approfondendo l'immersione ad ogni ripetizione.

Cosa ricordare sull'allungamento della colonna vertebrale

Otterrai il massimo dallo stretching della colonna vertebrale se ricordi i principi guida del Pilates e li segui durante ogni movimento dell'esercizio:

- Mentre ti concentri sui dettagli specifici di ogni movimento dell'esercizio, diventa consapevole del tuo corpo nel suo complesso.

- Usa la pancia gonfia per aiutare a centrare la tua energia.

- Concentrati sul controllo preciso del tuo movimento in avanti per avvolgere e rilassare la colonna vertebrale, una vertebra alla volta, e usa quel controllo per mantenere tutti i tuoi movimenti fluidi e naturali.

- Senti l'energia opposta tra il movimento in avanti della parte superiore del corpo e le gambe e i piedi saldamente ancorati. Ricorda di premere i muscoli posteriori della coscia verso il basso e lungo il tappetino senza piegarli mentre sollevi, arricci e srotoli il tronco e nota l'allungamento quando le braccia e le gambe tirano in direzioni opposte dal centro del tuo corpo.

- Infine, ricorda di usare il respiro per aiutarti ad arricciarti e srotolare la parte superiore del corpo, oltre a estendere e separare costole e vertebre. Nota come il respiro ti aiuta a muoverti e come il movimento ti aiuta a respirare. Pianifica l'espirazione in modo che la curvatura espelle tutta l'aria dai polmoni e cronometra l'inspirazione in modo che i polmoni siano a piena capacità quando la colonna vertebrale finisce di muoversi verso l'alto.

ESERCIZI DI RAFFORZAMENTO AGGIUNTIVI

Gli esercizi in questo capitolo non fanno parte del repertorio tradizionale del metodo Pilates, ma sono favolosi per sviluppare rapidamente la forza del core. Questi esercizi possono essere fatti in qualsiasi momento del tuo viaggio in questo libro, in quanto sono ottimi esercizi complementari per tutti i programmi e livelli. Tre di loro usano un elastico, che simula la forza delle molle utilizzate da Joseph Pilates nell'attrezzatura da lui inventata. Le fasce elastiche, come le molle, richiedono il controllo durante l'esercizio e quindi tonificano l'intera totalità dei muscoli dando loro stimoli diversi. È possibile regolare il nastro per regolarne facilmente la tensione (da qui la difficoltà).

Planche sui gomiti

Planche sui gomiti rafforza il tronco in modo potente ed efficace prendendo di mira non solo i muscoli addominali, ma anche la maggior parte dei muscoli che compongono il tronco. Grazie a questo esercizio semplice ma impegnativo, otterrai un core forte, braccia scolpite, addominali piatti e fianchi e cosce tonici.

Focus:

Contrarre saldamente i muscoli addominali e proteggere il core mantenendo una colonna vertebrale e un bacino neutri.

Ripetizioni

Tenere la posizione 30 secondi, quindi 1 minuto, quindi 1 minuto e 30 secondi e così via fino a 3 minuti. Se riesci a tenere il tuo corpo in linea retta dalle spalle ai talloni per 30 secondi senza che la schiena si inarca o sia dolorante, puoi iniziare a provare a mantenere la posa più a lungo. Se senti la schiena inarcarsi o farti male, abbassa le ginocchia!

Visualizzazione

Immagina che il tuo corpo sia una freccia, una linea retta di energia che parte dai talloni ed esce attraverso la parte superiore della tua testa.

Precauzioni

Se la schiena ha un arcata troppo accentuata, è necessario aumentare gradualmente la forza. Iniziate a tenere la posizione finché riuscite a mantenere gli addominali piatti, la colonna vertebrale e il bacino neutri.

1. A partire da qui, aumentate lentamente la forza. Nella posizione a quattro zampe, posiziona entrambi i gomiti sul tappetino, direttamente sotto le spalle. Allunga una gamba, poi l'altra, dietro di te, per formare una linea retta. Porta l'ombelico più vicino alla colonna vertebrale, stringi le gambe insieme e impegna i glutei.
2. Inspira ed espira delicatamente, mantenendo questa posizione finché riesci a mantenere una forma corretta.

DA FARE : Spingere l'ombelico verso la colonna vertebrale.

DA FARE : Mantieni il tuo corpo in linea retta dai talloni alle spalle.

DA FARE : Mantenere neutre le articolazioni del bacino, della colonna vertebrale e dell'anca.

DA NON FARE: Lascia cadere la testa sul tappetino.

Planche laterale

Il side plank (planche laterale) si basa sull'appoggio dei gomiti, sollecitando maggiormente il retto anteriore, il gluteo superiore e i muscoli obliqui dell'addome per mantenere la posizione di plank laterale. Inoltre, poiché la maggior parte degli individui tende a privilegiare un lato rispetto all'altro, il side plank può essere un ottimo esercizio per evidenziare e correggere questo squilibrio.

Focus:

Mantenere la spalla di supporto forte per tutta la durata dell'esercizio e i fianchi sollevati per mantenere una colonna vertebrale e un bacino neutri.

Prove

Tenere la posizione per 15 secondi o fino a 1 minuto per lato.

Visualizzazione

Immagina una linea retta dal centro delle caviglie all'orecchio.

Precauzioni

Se sei incline al dolore al collo, potrebbe essere necessario iniziare mantenendo questa posizione molto brevemente o ometterla del tutto. Allo stesso modo, le persone con lesioni alla spalla potrebbero dover ridurre il tempo che tengono o eseguono l'esercizio sulle ginocchia per alleviare il carico sulle spalle.

1. Sdraiati su un lato dei fianchi e posiziona il gomito inferiore direttamente sotto la spalla, premendo il peso sul gomito. Assicurati che i fianchi siano allineati con il gomito e che i piedi siano allineati con i fianchi. Entrambe le gambe dovrebbero essere dritte, ginocchia, fianchi e spalle rivolti in avanti.

2. Inspirare per preparare al meglio l'esercizio.

3. Espira e premi il gomito e la parte inferiore del piede per sollevare i fianchi dal tappetino, creando un bacino e una colonna vertebrale neutri e formando una linea retta dalle caviglie alle orecchie.

4. Continuare a inspirare ed espirare delicatamente, mantenendo la posizione finché è possibile mantenere una forma corretta. Aumenta lentamente il tempo per mantenere la posizione man mano che guadagni forza.

5. Ripeti sull'altro lato.

DA FARE : Tieni il collo lungo e le spalle e scapole basse e neutre.

DA NON FARE: Lascia che i fianchi cadano sul tappetino.

DA NON FARE: cedere con la spalla.

Braccio in piedi con fascia elastica

Abbiamo incluso diverse versioni di questo esercizio per colpire i diversi muscoli delle spalle e delle braccia per darti braccia forti e scolpite e spalle più formose.

Focus:

Senti i muscoli delle braccia lavorare senza compromettere la postura o sentire tensione nel collo.

Ripetizioni

Da 10 a 20 volte per esercizio

Visualizzazione

Immaginate che i muscoli del braccio siano tonificati per tutta la loro lunghezza, nello stesso modo in cui una molla distribuisce uniformemente l'allungamento e la tensione.

Precauzioni

Se senti dolore nelle articolazioni della spalla o del gomito, regola la tensione se necessario.

1. Posizionatevi al centro della fascia con i piedi alla larghezza delle anche e afferrate le estremità con i pugni, in modo che il bordo della fascia esca dal lato del pollice delle mani. Assicuratevi che il bacino e la colonna vertebrale siano in equilibrio e che le scapole siano abbassate. Tirate i muscoli addominali verso la colonna vertebrale.
2. Per i bicipiti: espira e piega entrambi i gomiti per portare i pugni alle spalle, mantenendo le braccia nell'asse del busto. Inspirare,

raddrizzare entrambe le braccia e tornare alla posizione di partenza. Ripeti l'esercizio.

3. Per i deltoidi anteriori: espira e allunga entrambe le braccia in avanti fino all'altezza delle spalle o leggermente indietro.

Fucus:

Senti i muscoli delle braccia lavorare senza compromettere la postura o sentire tensione nel collo.

Ripetizioni

Da 10 a 20 volte per ogni esercizio

Visualizzazione

Immaginate che i muscoli del braccio siano tonificati per tutta la loro lunghezza, nello stesso modo in cui una molla distribuisce equamente elasticità e tensione.

Precauzioni

Se senti tensione nelle articolazioni della spalla o del gomito, modifica la tensione se necessario.

1. Posizionatevi al centro della fascia con i piedi alla larghezza delle anche e afferrate le estremità con i pugni, in modo che il bordo della fascia esca dal lato del pollice delle mani. Assicuratevi che il bacino e la colonna vertebrale siano in equilibrio e che le scapole siano abbassate. Tirate i muscoli addominali verso la colonna vertebrale.
2. Per i bicipiti: espira e piega entrambi i gomiti per portare i pugni alle spalle, mantenendo le braccia nell'asse del busto. Inspirare,

raddrizzare entrambe le braccia e tornare alla posizione di partenza. Ripeti l'esercizio.

3. Per i deltoidi anteriori: espira e allunga entrambe le braccia in avanti fino all'altezza delle spalle o leggermente più in alto. Inspirare e abbassare entrambe le braccia fino alla posizione di partenza. Ripeti l'esercizio.

4. Per il deltoide medio: espira e allunga entrambe le braccia ai lati, tenendo i pollici rivolti verso il soffitto. Inspirare e abbassare entrambe le braccia fino alla posizione di partenza. Ripeti l'esercizio.

5. Per i deltoidi posteriori: espira e allunga entrambe le braccia dietro il busto, mantenendo le braccia dritte. Inspirare e tornare alla posizione di partenza. Ripeti l'esercizio.

6. Per tricipiti: piegare entrambi i gomiti, avvicinando i pugni alle costole, in modo che i gomiti puntino direttamente indietro. Mantenendo le braccia fisse nello spazio, espira ed estendi completamente i gomiti per colpire i tricipiti. Inspira e piega lentamente i gomiti per tornare alla posizione precedente. Ripeti l'esercizio.

DA FARE: Mantenere una colonna vertebrale neutra e contrarre sempre gli addominali.

DA FARE: Fermati se senti tensione al collo.

DA NON FARE: Alzate le spalle!

Piegamenti e allungamenti con l'elastico

Durante questo esercizio, la banda elastica fornisce una resistenza controllata per rafforzare e tonificare i muscoli delle gambe e per colpire i muscoli addominali.

Focus:

Estendere completamente la gamba contro la tensione della fascia, mantenendo il collegamento addominale tra le costole e i fianchi e la posizione della pianta del piede.

Prove

Da 10 a 12 per posizione

Visualizzazione

Ad ogni ripetizione, immagina di tirare le gambe e che si allunghino ogni volta.

Precauzioni

Se soffri di instabilità nella parte bassa della schiena, estendi le gambe di una diagonale più alta per proteggerlo. Assicurati che il collo non sia allungato.

1. Sdraiatevi sul dorso nel tappetino con le ginocchia piegate e i piedi appoggiati al pavimento e i muscoli addominali contratti. Sollevate le gambe una alla volta, con le ginocchia piegate ad angolo retto e gli interni delle cosce premuti insieme. Prendete la fascia, sollevate la testa e le spalle dal tappetino e avvolgete il centro della fascia intorno alle piante dei piedi. Mantenete i piedi flessi. Tenere i bordi della fascia con i pugni, facendo uscire la fascia dal lato del pollice

della mano. Rilassate la testa e le spalle sul tappetino e fate scorrere la fascia tra le mani fino a raggiungere la tensione desiderata. Piegate i gomiti, in modo che i pugni siano rivolti verso il soffitto, e premete i gomiti e la parte posteriore delle spalle sul tappetino.

2. Parallele: espirate, continuate a stringere l'interno delle cosce, a tirare i muscoli addominali e ad estendere le gambe su una diagonale alta contro la tensione della fascia senza muovere le braccia. Inspirare e piegare le ginocchia per tornare alla posizione precedente. Ripetere l'esercizio.

3. Esecuzione: mantenere la posizione del corpo e della fascia, ma ora, dalla posizione a gambe parallele, tenere i talloni uniti e aprire le ginocchia, in modo che le gambe formino una forma a diamante. Le punte dei piedi devono essere divaricate e i talloni uniti, con la fascia ancora intorno all'arco del piede. Espirando, tirate i muscoli addominali, unite i talloni e premete i piedi nella fascia per raddrizzare le gambe in una diagonale alta senza muovere le braccia. Inspirando, piegare le ginocchia per tornare alla posizione precedente. Ripetere l'esercizio.

DA FARE : Raddrizzare completamente le gambe!

DA FARE : Tenere la parte bassa della schiena premuta sul tappetino.

DA NON FARE: lasciare che la tensione si depositi nel collo e nelle spalle.

Rilassati e distenditi con l'elastico

Questo movimento rafforza e tonifica i muscoli della parte posteriore delle gambe, che possono essere difficili da "sentire" negli esercizi di Pilates (anche se funzionano!). E, come bonus, dà una sensazione immediata di glutei più alti e più sodi.

Focus

Rafforza i muscoli dei glutei e della parte superiore della gamba senza affaticare la parte bassa della schiena.

Prove

Da 8 a 10 volte per esercizio, su ogni gamba

Visualizzazione

Quando calciate all'indietro o verso l'alto, immaginate che la vostra colonna vertebrale sia un tondino d'acciaio che non può piegarsi. Per il calcio verso l'alto, immaginate di lasciare una linea sul soffitto.

Precauzioni

Se soffri di instabilità lombare, limita l'ampiezza di movimento per assicurarti che la schiena non si inarchi durante l'esercizio.

1. Dalla posizione a quattro zampe, fare un passo in avanti con il piede destro e avvolgere la parte centrale della fascia intorno all'arco del piede. Tenendo le estremità della fascia, tornare alla posizione a quattro zampe.
2. Rilassati: espira e spingi indietro la gamba destra contro la tensione della fascia in modo che sia allungata e allineata con l'anca. Inspirare,

piegare il ginocchio e tornare alla posizione precedente con il ginocchio sospeso per facilitare le ripetizioni. Eseguire 8-10 ripetizioni, quindi trasferire delicatamente l'elastico al piede sinistro e ripetere.

3. Calcio verso l'alto: mantenendo il ginocchio piegato con un angolo di 90 gradi, sollevare la gamba destra indietro per estendere l'anca, in modo che la coscia sia parallela al pavimento e il piede sia piegato e allungato verso il soffitto. Espira, tieni la colonna vertebrale in posizione neutra e solleva la coscia come se volessi mettere un'impronta sul soffitto. Inspirare e scendere leggermente. Fai da 8 a 10 ripetizioni, quindi trasferisci delicatamente la banda elastica sul piede sinistro e ripeti.

DA FARE : allungare completamente il ginocchio sul kick back.

DA FARE : Mantenere i muscoli addominali contratti e la colonna vertebrale dritta.

DA NON FARE: Lasciare che la colonna vertebrale si inarchi

CONCLUSIONE

Tutti quelli che mi incontrano mi hanno sentito dire più di una volta: il Pilates è come padroneggiare una lingua straniera. Proprio come non ti aspetti di imparare il tedesco o il cinese dopo una singola lezione, non puoi pretendere di padroneggiare il processo di Pilates dopo solo una o due sessioni. Spesso, bastano poche sedute per ottenere i migliori risultati. Quando le persone mi chiedono "Cos'è il Pilates? Spiego che è allo stesso tempo un metodo di stretching e rafforzamento muscolare, che tutto il corpo funziona e che il Pilates è alla portata di tutti. È vero, ma la maggior parte delle persone che praticano Pilates per la prima volta hanno difficoltà a sentirsi immediatamente elastici e fluidi. Li sento sempre chiedere: "Come faccio a farlo?" e "Non sono sicuro di farlo bene". Come dice Joseph Pilates, il trucco è lasciare che la mente dica al corpo cosa fare. Più facile a dirsi che a farsi!

Pratico Pilates da dieci anni, ma mi sento ancora sopraffatto dagli esercizi. Non essendo un artista, gli esercizi sembravano semplici all'inizio, ma eseguirli correttamente era un vero e proprio percorso ad ostacoli. Quando ho imparato il Pilates, ero curioso di vedere se il mio fastidio alla schiena sarebbe migliorato. Uno dei miei clienti che stava prendendo lezioni di Pilates mi ha parlato della lezione, quindi ho raccolto abbastanza soldi per partecipare ad alcune sessioni. Durante una delle mie prime lezioni di Pilates, ricordo che il mio istruttore mi disse di usare gli addominali per controllare i muscoli quadricipiti delle cosce per fare i cerchi delle gambe, uno dei movimenti dei principianti. Ho pensato che fosse pazza! "Cosa dovrei fare senza controllare tutta la coscia? Mi chiedevo. Ha continuato a fare gli esercizi senza rallentare, che è stato un ottimo allenamento, so che ora ... Perché se avesse rallentato e avesse cercato di mostrarmi logicamente come usare quei muscoli, e non altri, avremmo perso metà della sessione. Fortunatamente, ero associato al Pilates. Per quale motivo? Non perché pensassi che fosse facile. Non perché mi sentivo bravo a farlo. Solo perché sembravo un acrobata del Cirque du Soleil, appeso alla Cadillac, con le gambe bloccate in soffici cinture. Questo perché dopo la sessione, mi stavo divertendo e mi sentivo così felice, energico, rinvigorito, concentrato e rilassato. Ho sempre atteso con ansia la mia prossima sessione. Non ho mai creduto all'affermazione che "può cambiare il tuo corpo". Non credevo nemmeno che il mio corpo potesse essere modificato. Inoltre, non conoscevo davvero il mio corpo prima del Pilates, quindi non mi preoccupavo troppo di quell'aspetto. Ma dopo un po', il mio corpo è davvero migliorato, i vestiti mi calzavano meglio e mi sentivo più forte, indolore, più comodo, più fluido.

Una delle cose in cui credo fermamente è che modificare il corpo attraverso l'esercizio fisico (specialmente il Pilates) è fuori dal comune. Ma nella tua testa, deve essere possibile. Non nel modo in cui immagini, in termini di ispirazione, che, ovviamente, è necessaria per tenerti focalizzato.. Ti dico, costruirai la coscienza del tuo cervello concentrandoti pesantemente su ciò che stai facendo "nella tua testa". Risveglierai i muscoli che non sapevi di avere e li renderai forti. Questo accade solo essendo attenti e prendendosi cura della complessità dei movimenti del corpo mentre si usano i simboli per disporre e allineare accuratamente il corpo in modo che i movimenti regolari sembrino senza sforzo. Calmando il proprio subconscio, ascoltando il proprio corpo, identificando e concentrandosi sui propri schemi, punti di forza e di debolezza. Questo è ciò che Joe Pilates aveva in mente quando ha sviluppato i suoi concetti: concentrazione, centratura, velocità, precisione, fluidità, movimento. Sono tutti questi concetti che compongono l'allenamento del metodo Pilates. Allenarsi con tutti questi concetti in mente è impegnativo, eppure questo è ciò che distingue il Pilates da alcune forme di allenamento che affrontano "l'energia del core". Ad esempio, puoi usare tutti e sei i concetti (indipendentemente dalla tua esperienza tra l'altro) per creare la sequenza (relativamente breve) e quindi eseguire più di 100 addominali senza concentrazione o potenza.

Quando guardi un istruttore di Pilates qualificato eseguire un circuito, ti fa sentire come se fosse un esercizio senza sforzo . Capisco che le persone spesso credono che il Pilates dovrebbe essere rilassante, come un massaggio o una vasca idromassaggio. Dopo tutto, questo è un allenamento di tipo "Spa". La parola "dolce" è spesso usata nella descrizione del Pilates. È inoltre possibile ottenere una pedicure, un massaggio, acquistare pantofole di cotone biologico e fare Pilates nella stessa stanza! Quindi non sorprende che alcuni dei miei clienti mi dicano nella prima sessione: "Devo davvero fare questo? Ho pensato che fosse qualcosa di tranquillo!" Bob Likens, uno dei miei mentori preferiti, ne rideva tutto il tempo. Si è detto: "Sì, è per questo che parliamo di allenamento!" Ma se sembra così facile, è perché la persona a) usa la sua forza muscolare, ma non fino al punto di affaticarsi, b) non esegue più di 8-10 ripetizioni di ogni esercizio, c) si rilassa e d) si diverte troppo, spero! Il fatto è che non hai bisogno di sentire "calore" o disagio ogni volta che ti alleni per ottenere il massimo da esso. Questo è un mito. Alcuni metodi di allenamento, come il bodybuilding, il sollevamento pesi e / o l'allenamento con i pesi, richiedono ai muscoli di lavorare fino a quando non cedono. In effetti, l'obiettivo è che il muscolo si rompa, si ripari e si ipertrofizzi, cioè diventi più grande. Le persone che praticano questo tipo di attività di fitness trarranno sicuramente grandi benefici dal metodo Pilates. (Davvero!) In realtà non esiste attività fisica che non possa essere modificata dal rapporto mente/corpo creato dal Pilates. Dall'equitazione e il ciclismo al semplice camminare e regolare il modo in cui tieni il tuo corpo, Pilates rende i movimenti più fluidi, più rilassati e più efficienti. Sono spesso in grado di lavorare con clienti che sono già molto in forma, forti, agili e atletici. Possiamo anche avere addominali perfetti.. Questo non significa necessariamente che abbiano una profonda forza interiore, o coscienza, o anche controllo. Scoprirai che anche se non senti alcun dolore o disagio durante la sessione, l'allenamento Pilates è una sfida. Inoltre, non puoi rilassarti, chattare con un amico o leggere una rivista quando fai Pilates. Gli esercizi iniziano davvero a funzionare solo quando riesci a concentrarti abbastanza per farli nel miglior modo possibile. Troppa "ricerca" è altrettanto nella tua testa, e richiede energia, flessibilità, preparazione all'errore, determinazione. I risultati valgono la pena. Basta guardare qualcuno che pratica Pilates frequentemente per vedere come stanno andando, quali allenamenti atletici fanno e quanta energia usano!

Non c'è limite a ciò che può essere appreso nel Pilates. Questa è una pratica che puoi sviluppare per tutta la vita. L'intensità e la disciplina che sviluppi nel Pilates non riguardano solo il fare più movimenti e l'essere uno studente di Pilates più esperto. Ciò che impari nel Pilates deve essere e sarà applicato in tutti gli aspetti e le attività della tua vita. Anche sedendosi su una sedia e lavorando su una macchina, puoi sentirti più forte, più flessibile e più produttivo. Avere più energia, sentirsi bene e muoversi con facilità non può essere male per la tua fiducia, autostima e persino le tue relazioni. Avrai più fiducia nel tuo corpo e ti divertirai di più. Tutti questi motivi spiegano perché vale la pena dedicarci più tempo, anche se all'inizio non ti rendi conto che lo stai facendo "bene". E se sei uno di quegli studenti che si chiedono se il Pilates sia davvero efficace, ricorda che ti stai allenando per imparare abilità di cui sarai grato in seguito.